Wolfgang Friese & Veronika Wähnert

Vitalpilze

einfach entdecken, anbauen, probieren

Freya Verlag –
unabhängig, familiengeführt, subventionsfrei, werteorientiert, grundsatztreu
Seit über 30 Jahren veröffentlichen wir Bücher, die unseren Überzeugungen entsprechen und ausschließlich einen positiven Beitrag für Mensch, Tier und Umwelt leisten.

Werden Sie Teil unserer Verlagsfamilie – wir wünschen Ihnen viel Freude mit diesem Buch.

www.freya.at

READ GLOBAL BUY LOCAL

MIX
Papier | Fördert gute Waldnutzung
FSC® C118234
FSC www.fsc.org

ISBN 978-3-99025-522-3

Layout:_freya_art, Mag. Regina Raml-Moldovan
Lektorat: Mag. Dorothea Forster

printed by GPS-Group

Fotonachweise: Veronika Wähnert S. 12 (l.), 13, 16, 18, 19, 20, 21, 23, 27, 28, 31, 32, 34, 36, 42, 43, 44, 47, 49, 50, 52, 55, 57, 58, 59, 61, 64, 65, 66, 68, 70, 71, 73, 74, 76, 77, 79, 80, 83, 85, 87, 88, 91, 92, 95, 96, 99, 100, 102, 103, 105, 106, 107, 108, 109, 110, 111, 112, 115, 119, 130, 138 (l. u.), 145, 146, 148 (l.), 152, 155, 158, 174, 175, 176 / Wolfgang Friese S. 7, 10, 12 (r.), 27 (r. u.), 33, 36 (l. u.), 43 (l. u.), 54, 86, 98, 112 (r. u.), 116, 118, 120, 121, 122, 123, 124, 125, 126, 129, 132, 133, 134, 135, 136, 137, 138, 148 (r.), 161 / Brandenburgisches Apothekenmuseum Cottbus S. 11 / Bernd Mühler S. 31, 175 (Nr. 12) / Monika Berbner S. 62 / Nadja Frotscher S. 82, 153 / Dennis Regul S. 176 (r. Mitte) / Rainer Wald S. 175 (Nr. 11) / Regina Raml-Moldovan S. 93 // © Adobe Stock: womue S. 9 / geografika S. 104 / dule964 S. 156 / NIKCOA S. 157 / olha_oleskova (farbige Hintergund) 21, 38, 110, 140, 142, 145

Anmerkung: Unsere Texte richten sich an alle. Wir verzichten bewusst auf die Gender-Sprache. Die Natur ist divers. Der Mensch ist nur ein Teil davon und überschätzt oft seine Bedeutung.

Die Autoren und der Verlag übernehmen keinerlei Haftung für die Richtigkeit, Vollständigkeit oder Folgen der Anwendung der enthaltenen Inhalte und eventuell auftretende gesundheitliche Schäden beim Verzehr von Pilzen oder Pilzprodukten. Es ersetzt keine professionelle Beratung. Die Nutzung erfolgt auf eigene Verantwortung.

WOLFGANG FRIESE
VERONIKA WÄHNERT

Vitalpilze

einfach entdecken, anbauen, probieren

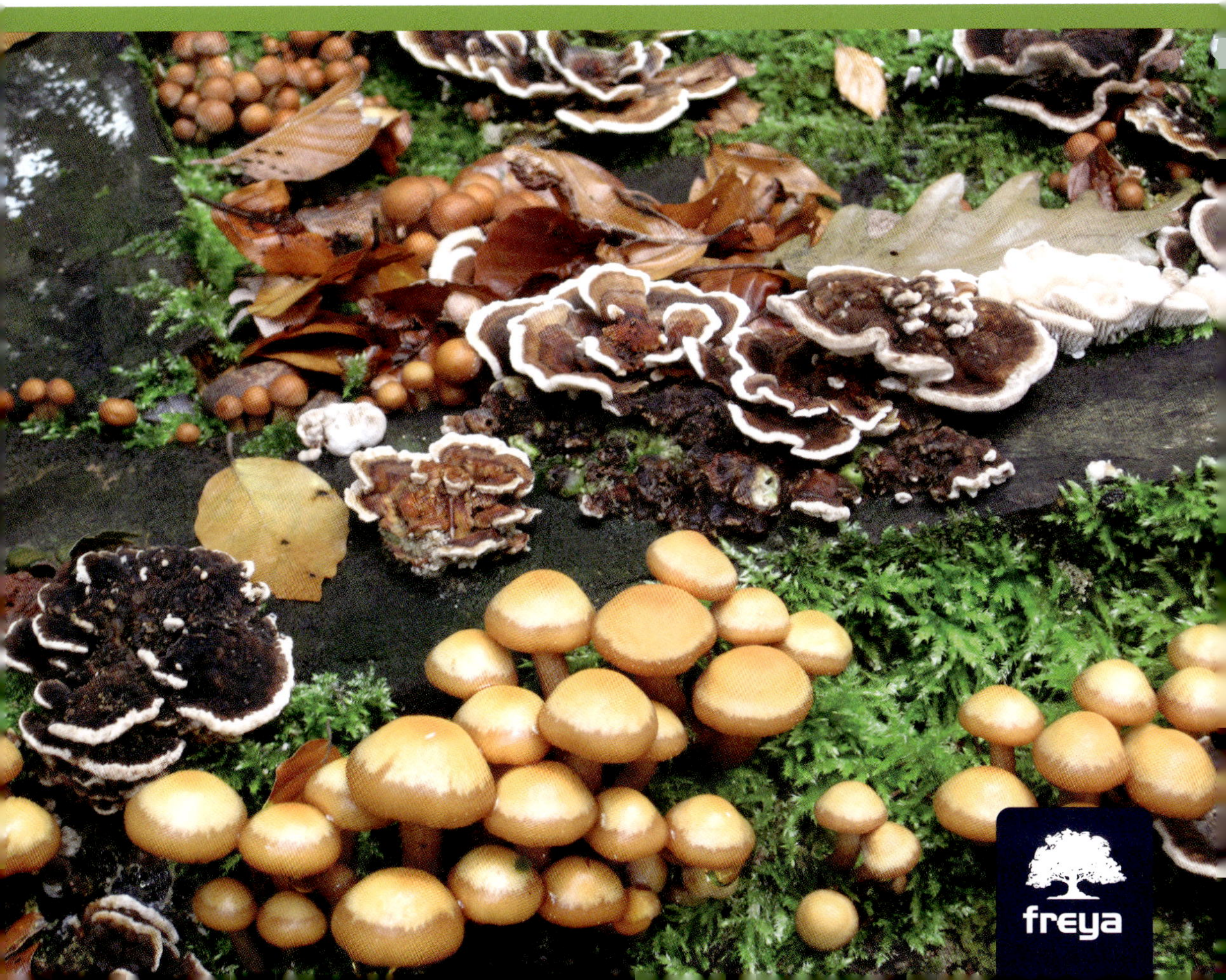

Inhalt

Inhalt

Vorwort

Das vorliegende Buch möchte einen einfachen, praxisnahen Zugang zu den sogenannten Vitalpilzen ermöglichen. Jedem soll es damit möglich sein, die betreffenden Pilzarten kennenzulernen und in der Natur zu identifizieren. Einige davon können mit einfachen Mitteln selbst angebaut werden. Kompakt, übersichtlich und nicht unkritisch wird das Thema aus Sicht von Pilzsachverständigen beleuchtet und Mykologie versus Mythologie diskutiert.

So sehr man hoffen mag und sich eine einfache Lösung für eine schwere Krankheit oder auch nur ein Zipperlein wünscht, Pilze sind keine Heil- oder Wundermittel. Dennoch möchten wir jeden ermuntern, die nötigen Kenntnisse zu erwerben, sich auf die Suche in den Wald zu begeben oder Arten selbst anzubauen, zuzubereiten und die Wirkungen der als Vitalpilze bezeichneten Arten selbst auszuprobieren.

Unser Anliegen ist es, Fakten und Hintergründe zu beleuchten und Wissen über Pilze zu vermitteln. Ebenso allumfassende Marketing-Versprechen kritisch zu prüfen und Freude und Kenntnisse im Umgang mit Pilzen zu vermehren. Und nicht zuletzt, Pilze als natürliche Organismen nicht bedenkenlos auszubeuten, sondern als Lebewesen zu betrachten und zu respektieren.

Wenn von Pilzen die Rede ist, sind oft nur ihre Sexualorgane, die Fruchtkörper gemeint. Die Pilze selbst sind in ihrer Sexualität überaus vielfältig und die Anzahl der Geschlechter für menschliche Verhältnisse schwer nachvollziehbar. In Annäherung an diese Tatsache verzichten wir bewusst auf jegliche Gender-Schreibweisen und die

Mehrfachnennung von männlichen, weiblichen und diversen Formen. Unsere Texte meinen alle.

Nach *Einfach färben mit Pilzen und Pflanzen*, unserem Erstlingswerk im Freya Verlag, möchten wir uns außerordentlich für die Realisierung des Buches, das Sie hier in Händen halten, beim gesamten Freya-Verlagsteam bedanken. Und hoffen sehr, dass auch diese spannende Pilzthematik viele neugierige und interessierte Leser findet.

Herzlichen Dank für jegliche Unterstützung an H. und S. Friese, Frau Schiffner, N. Frotscher, E. Klett, H. Löchner, B. Mühler, H. Mutzek, P. Ulbricht, M. Berbner, J. Göckeritz, R. Wald und unsere Leser.

Veronika Wähnert

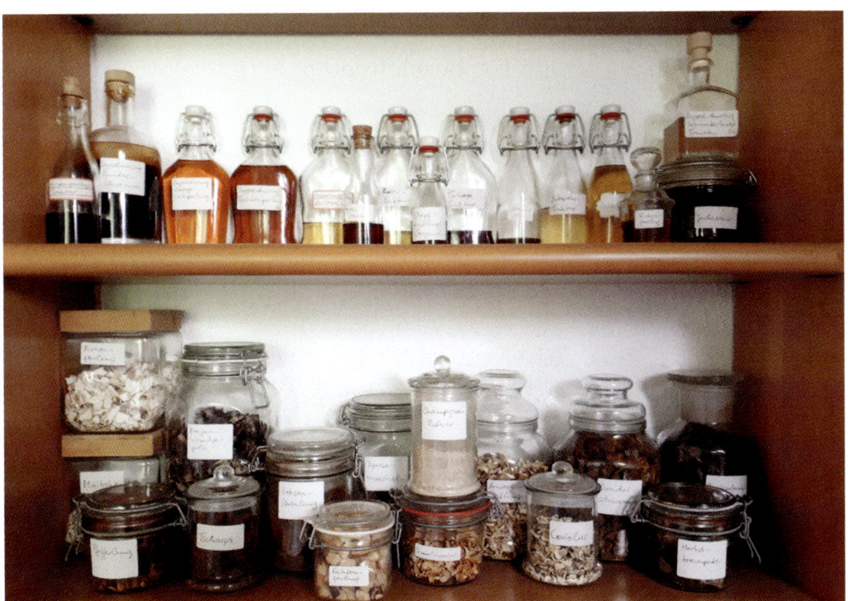

Überblick

über die medizinische Nutzung von Pilzen durch den Menschen in verschiedenen Epochen und Kulturkreisen

Der Mensch hat die Begabung alles aus seiner Umgebung, ohne Rücksicht auf natürliche Gegebenheiten und andere Organismen, für seine Zwecke zu nutzen. Diese Zwecke können vielfältig sein: Nahrung, Schutz, Medizin und anderes mehr. Das tut er seit seinem Erscheinen auf diesem Planeten. Er greift also in erster Linie auf das zurück, was er in seiner Umgebung findet, probiert vorsichtig und erkundet den Nutzwert. Die gesammelten Erfahrungen werden an die Nachkommen weitergegeben, sofern er die Folgen überlebt hat, was beim Umgang mit Pilzen nicht immer der Fall sein muss.

Nun weiß jeder, der schon an schlimmem Bauchgrimmen litt, dass die Nahrung, die als Letztes vor diesem Zustand verzehrt wurde, dafür verantwortlich gemacht wird. Ja weitreichender noch, ab diesem Ereignis sogar generell gemieden wird. Ob dieses Nahrungsmittel jedoch tatsächlich die Ursache war, bleibt oft unklar. Dieses kausale Erfahrungslernen ist nicht nur dem Menschen zu eigen.

Ebenso verhält es sich auch im Falle positiver Erfahrungen. Zwei bewusst wahrgenommene oder zufällig aufeinanderfolgende Ereignisse werden ursächlich verknüpft. Der Skispringer wird sich jedes Mal vor dem Absprung auf die Brust schlagen, wenn ihm dies schon mal die Siegweite eingetragen hat. Diese Form der Ritualisierung erfolgt unabhängig von der Tatsache, dass Trainingszustand, Wind und idealer Absprung zum Sieg führten und nicht der Schlag auf den Oberkörper.

Ähnliche Phänomene lassen sich bei Pilzverzehr und rituellen Anwendungen von Pilzen beobachten. Ein Kind wird Pilze als Nahrung betrachten, wenn auch die Eltern dies tun und es selbst keine schlechten Erfahrungen damit gesammelt hat. Werden Pilzzubereitungen traditionell als Medizin verwendet, prüfen die Anwender selten die Wirkung, sondern folgen der Tradition, zumal wenn keine anderen Mittel zur Verfügung stehen.

Einer der ältesten Hinweise für die medizinische Nutzung von Pilzen ist die Tatsache, dass der bekannte Gletschermann Ötzi schon vor 5300 Jahren Birkenporling und Zunderschwamm bei sich trug. Der **Zunderschwamm** (*Fomes fomentarius*) wurde auch im letzten Jahrhundert noch für medizinische Zwecke verwendet: als sterile Wundauflage oder auch bei der Nagelpilzbehandlung. Heute werden u. a. Cremes und Lotionen mit Zunderschwamm hergestellt.

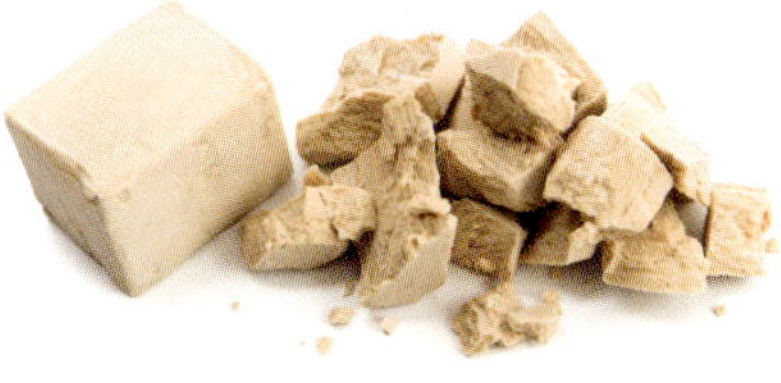

In fast allen Kulturkreisen ist jedoch seit Ackerbau und Viehzucht, dem Brauen von Bier und Wein sowie später mit dem Backen von Brot, ein Pilz untrennbar mit dem Menschen und seiner Gesundheit verbunden: die **Hefe** (*Saccharomyces cerevisiae*). Den Hefen gelingt es, kohlenhydrathaltige Ausgangssubstanzen in Alkohol und Kohlendioxid umzuwandeln. Die Entdeckung dieser Fähigkeit war sicher zufällig, wird aber bis heute weltweit genutzt, um Lebens- und Genussmittel herzustellen.

Überlebenswichtig waren Bier und Wein in Zeiten und an Orten mangelnder Hygiene, wo einwandfreies Trinkwasser nicht zur Verfügung stand. Noch im Mittelalter war es gesünder, einen leichten Rausch zu haben, als durch Keime aus schmutzigem Wasser schwer zu erkranken. Heute gibt es immer noch den guten ärztlichen Rat, Nierensteine durch das Trinken warmen Bieres zu behandeln. Auf Grund des hohen Vitamingehaltes werden sogar Bierhefeprodukte als Nahrungsergänzungsmittel in Tabletten- oder Kapselform in unseren Drogerien angeboten.

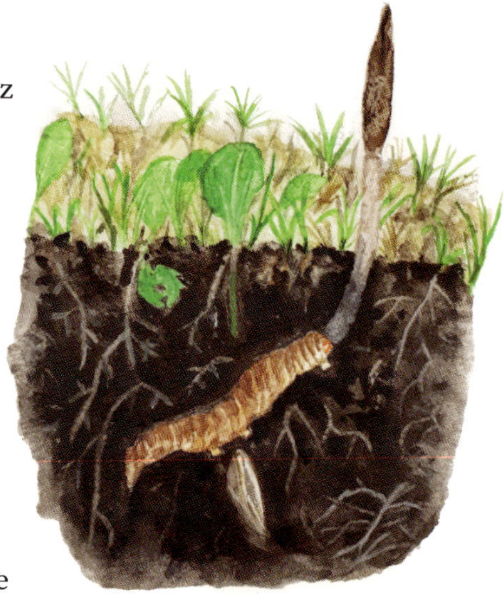

Zeichnung J. Göckeritz

Der sogenannte **Chinesische Raupenpilz** (Cordyceps *sinensis s.l.*) kommt im tibetanischen Hochland vor. Er steht in Asien für eine potenzsteigernde und lebensverlängernde Wirkung. Dazu werden ursprünglich nicht nur Myzel und Fruchtkörper, sondern auch die parasitierte Raupe verwendet. Der parasitisch lebende Pilz ernährt sich von im Boden befindlichen Raupen (Insektenlarven). Dabei dringt er unbemerkt in die Raupe ein und verdaut sie. Seine wenige Zentimeter großen, finger- bis keulenartigen Fruchtkörper erscheinen oberirdisch und verraten sein Vorkommen im Untergrund. Seine Tarnkappeneigenschaft interessierte die medizinische Forschung. Es konnte u. a. der Inhaltsstoff Cordycepin isoliert werden, der hilfreich bei Organtransplantationen und in der HIV-Therapie ist. In unseren Tagen wird sein Myzel kultiviert und zu Medikamenten verarbeitet.

In Zeiten steigender Nachfrage begannen die Kulturversuche. Dabei hat man offensichtlich auch *Paeciliomyces hepiali*, einen eng mit Cordyceps assoziierten Endoparasiten, isoliert und vermarktet (GUTHMANN 2024).

Bereits seit dem 3. Jahrhundert vor Christus wurde in China der **Reishi** (*Ganoderma lingzhi*) als Pilz des ewigen Lebens gesucht, genutzt und verehrt. Später kam die Verwendung von Shiitake und **Judasohr** (*Auricularia polytricha*) als heilkräftige Pilze dazu. Dieses Wissen wurde über Generationen bis in die Gegenwart weitergegeben. Ziel der Traditionellen Chinesischen Medizin (TCM) waren und sind die Stärkung körpereigener Abwehrkräfte und ein funktionierendes Immunsystem (Prävention vor Intervention).

In der westlichen Welt war und ist eher die Heilung von Krankheiten das Ziel. Der bekannteste Medizinalpilz außerhalb Chinas von der Antike bis ins 20. Jahrhundert war der **Lärchenschwamm** (*Lariciformes officinales*), auch Apothekerschwamm genannt. Er wurde bei der Behandlung fast aller Krankheiten eingesetzt. Er war früher als Ganz-, Schnitt- oder Pulverdroge in Apotheken erhältlich (GUTHMANN 2024). Heute wird der sehr seltene und in der Schweiz geschützte Pilz nicht mehr verwendet.

Er wächst ausschließlich an über 100-jährigen Lärchen der Nordhemisphäre. Schon sehr früh wurden dank hoher Preise und schwindender Vorkommen Lärchenschwamm-Drogen nachweislich durch andere Beimischungen gestreckt.

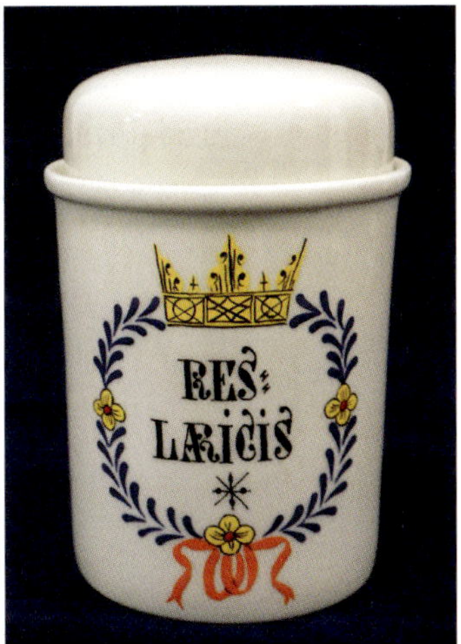

Apothekergefäß Lärchenschwamm um 1800

Viele in der alten Volksheilkunde beschriebene Pilzarten wurden nahezu universal gegen viele verschiedene Leiden eingesetzt und kommen heute nicht mehr zur Anwendung. Beispiele sind die **Stinkmorchel** (*Phallus impudicus*), der **Riesenbovist** (*Lagermannia gigantea*), der **Gallenröhrling** (*Tylopilus felleus*) und der **Satanspilz** (*Boletus satanas*).

Lediglich in der homöopathischen Therapie werden auch giftige Arten wie der **Fliegenpilz** (*Amanita muscaria*) nach wie vor genutzt. Der zu den Knollenblätterpilzen gehörende, leicht kenntliche Pilz enthält die Toxine Ibotensäure und Muscimol. Ungeachtet seiner Giftigkeit gilt er heutzutage vielen als Glückssymbol, einigen als Rauschmittel, aber nicht als Medizin.

Im deutschsprachigen Raum schrieb Hildegard von Bingen schon im 12. Jahrhundert über die Nutzung des **Glänzenden Lackporlings** und Adam Lonitzer im 16. Jahrhundert über die Anwendung des **Judasohrs** und des **Mutterkorns** (*Claviceps purpurea*).

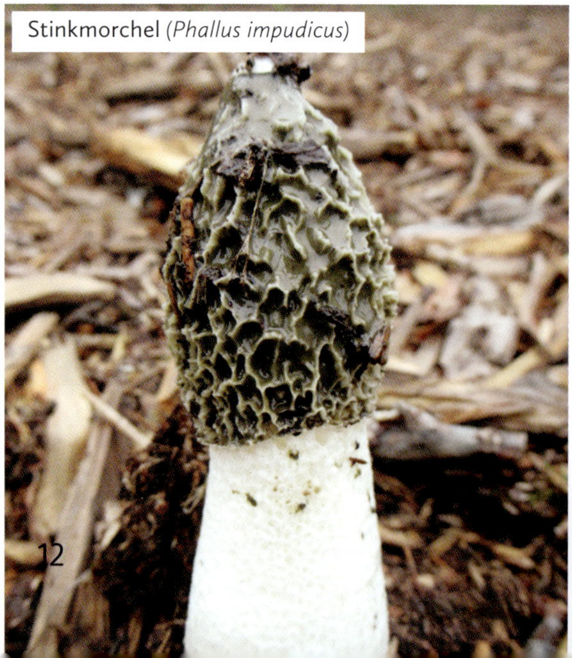

Stinkmorchel (*Phallus impudicus*)

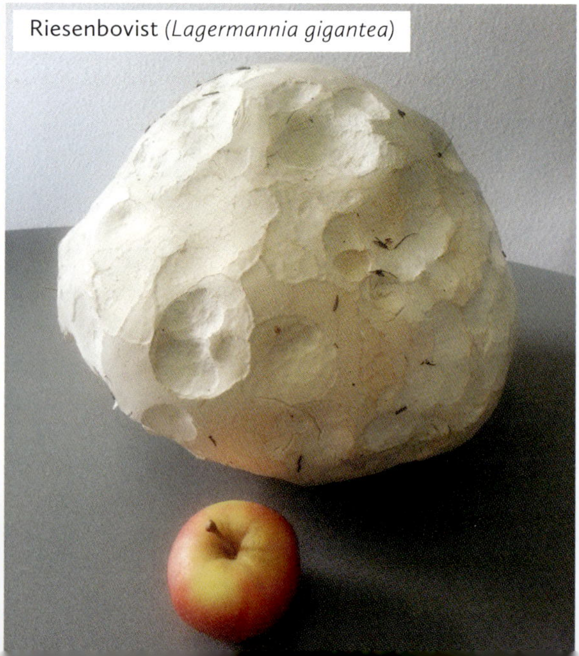

Riesenbovist (*Lagermannia gigantea*)

Die stark giftigen Inhaltsstoffe des Letztgenannten sind zu den Alkaloiden gehörende Lysergsäurederivate. Sie wurden bereits 1934 isoliert. Ihre Wirkung als Rauschdroge LSD 25 wurde vom Chemiker Albert Hoffmann in Basel entdeckt und erforscht. 1943 gelang ihm die Synthese des Wirkstoffs.

Bis dahin hatte der Pilz Jahrhunderte lang unzählige Todesopfer gefordert. Bei dem sogenannten Mutterkorn handelt es sich um ein Dauerstadium (Sklerotium), mit dem der Pilz Trockenheit überleben kann. Im feuchten Frühjahr wachsen aus den zu Boden gefallenen, etwa zentimeterlangen, länglichen, schwarzen Sklerotien die eigentlichen Fruchtkörper, sehr kleine, in Stiel und Köpfchen gegliederte Pilzchen. Sie infizieren mit ihren Sporen die Blüten der Gräser, wo dann statt Körnerfrüchten wiederum Sklerotien des Mutterkorns gebildet werden. Gefährlich ist dies bei Brotgetreide, wo die giftigen Sklerotien in die menschliche Nahrungskette gelangen können. Heutzutage ist Mutterkorn kaum noch ein Problem. In Zeiten mit Roggen als Brotgetreide und keinerlei Reinigung des Korns gelangten die Mutterkorn-Alkaloide ins Brot der ärmeren Bevölkerung und verursachte psychische und physische Krankheiten. Überliefert und bekannt ist das Vergiftungssyndrom als Antoniusfeuer.

Namensgebend und seit Langem bekannt ist die Wehen fördernde Wirkung des Mutterkorns. Noch heute wird es als Medikament eingesetzt. Bis Mitte des letzten Jahrhunderts wurde es sogar zur Behandlung von Migräne verwendet.

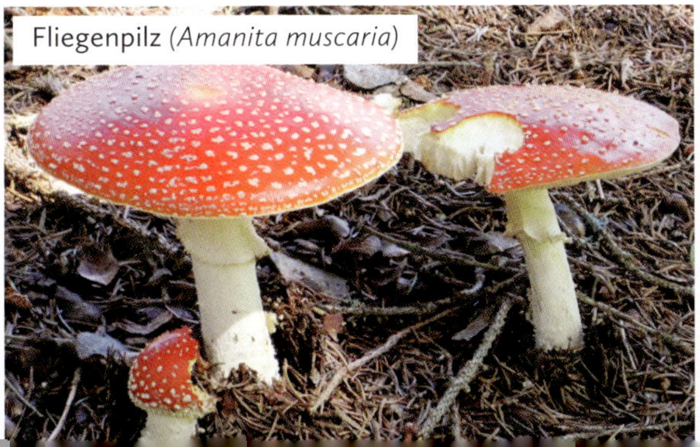
Fliegenpilz *(Amanita muscaria)*

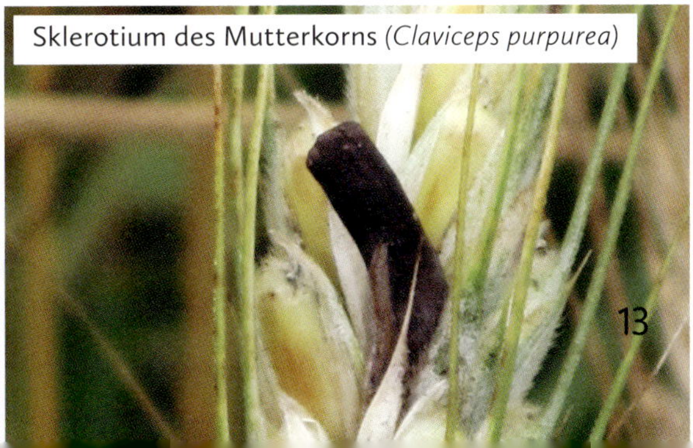
Sklerotium des Mutterkorns *(Claviceps purpurea)*

Aus Osteuropa gibt es ab dem 15. Jahrhundert Berichte über die Nutzung des **Tschaga/Schiefen Schillerporlings** als König der Pilze gegen verschiedene Leiden.

Leider gingen die Erfahrungen der Verwendung von Pilzen zu Heilzwecken in vielen Gegenden Europas verloren. Einer der Gründe dafür war der christliche Kampf gegen heidnische Bräuche und die daraus resultierenden Hexenverbrennungen.

Bei anderen Pilzarten wie dem **Judasohr** hat sich die Indikation geändert. Während er früher unter anderem zur Behandlung von Augen-, Ohren- und Halsleiden eingesetzt wurde, ist heute die Blutdruckregulierung ein Behandlungsziel. Interessant ist der Einsatz des am Kanarischen Lorbeer (*Laurus azoricus*) meist im Frühling auftretenden parasitischen Pilz **Laurobasidium lauri**. Auf Madeira (Besiedlung seit 1491) wird der in Form geweihförmiger Wucherungen auftretende Phytoparasit als madre de louro (Mutter des Lorbeer) bezeichnet und als Tee bei Bronchialbeschwerden, Magenproblemen und Nierensteinen verwendet. Er kommt ausschließlich am Kanaren-Lorbeer vor.

Ein Erfolg der medizinischen Mykologie für die Behandlung von bakteriellen Erkrankungen, von dem wir bis heute profitieren, war die Entdeckung des Wirkstoffs Penicillin in einem **Schimmelpilz** (*Penicillium notatum*). 1928 gelang dies per Zufall Alexander Fleming in England. Bereits im Mittelalter kannte man die antibakterielle Wirkung von Schimmelpilzen und behandelte Wunden beispielsweise mit verschimmeltem Brot (Dreckapotheke).

Seit Langem werden auch **Flechten**, die als Lebensgemeinschaft aus Algen, Bakterien und Pilzen systematisch zu Letzteren gezählt werden, zur Arzneimittelproduktion verwendet. Besonders interessant sind dabei antibiotisch wirkende Substanzen, z. B. aus **Bartflechten** (*Usnea spp.*) oder aus der Strauchflechte **Isländisch Moos** (*Cetraria islandica*) gewonnene Schleimstoffe. Erstere helfen bei der Wundheilung und gegen Infektionen, Letztere bei Halsschmerzen.

Seit den 1990er Jahren sind die Prävention und die Behandlung von Krankheiten mit Pilzen in Europa wieder verstärkt im Fokus alternativer Behandlungsmethoden. Für die praktische Anwendung der gewonnenen Erkenntnisse hat sich der Begriff Mykotherapie, geprägt von Lelley 1997, durchgesetzt.

Eine Voraussetzung dafür war die Möglichkeit entsprechende Pilzarten züchten zu können, die in der Natur nicht ausreichend zur Verfügung stehen. Die spezifischen Inhaltsstoffe werden sowohl aus dem Fruchtkörper als auch aus dem Myzel und sogar aus den Sporen der Pilze gewonnen. Zur Behandlung werden dazu viele Darreichungsformen wie Pulver, Extrakt, Tinktur und Kapseln weltweit in großem Umfang hergestellt und von Mykotherapeuten verwendet.

Auf der Suche nach Lösungen zu den dringendsten Problemen der Menschheit sind die Inhaltsstoffe und die Strategien der Pilze heutzutage weltweit Forschungsgegenstand. Eine Einführung als Medikamente mit genau dosierten Inhaltsstoffen scheitert jedoch meist an den Kosten der langwierigen und aufwendigen medizinischen Studien, die Wirkung und Unbedenklichkeit belegen.

Grundsätzliches gesundheitliches Ziel sollten Wohlbefinden und die Erreichung und Erhaltung des organischen Gleichgewichts sein. Für erste eigene Erfahrungen ist die Verwendung selbst gesammelter oder gezüchteter Pilze für Mahlzeiten, Tees und Tinkturen eine einfache und praktische Möglichkeit.

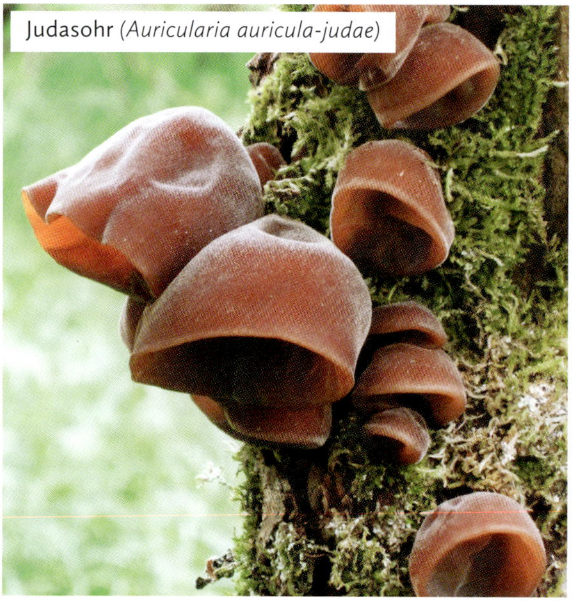

Judasohr (*Auricularia auricula-judae*)

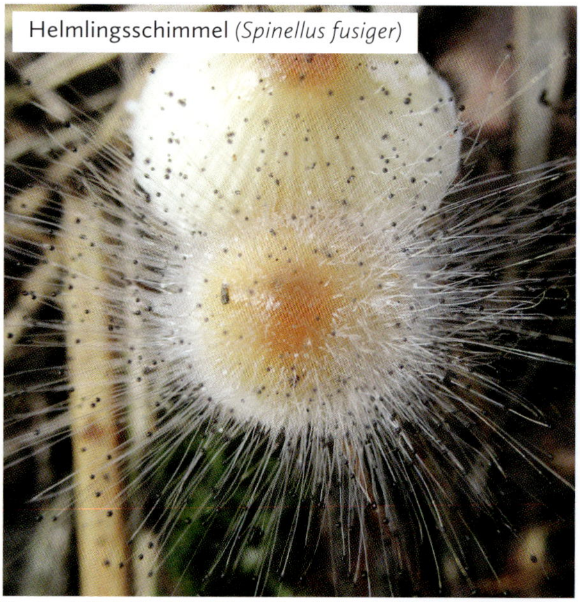

Helmlingsschimmel (*Spinellus fusiger*)

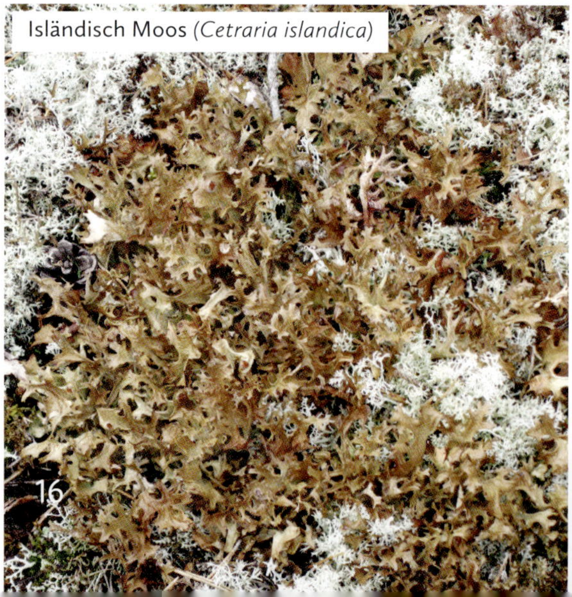

Isländisch Moos (*Cetraria islandica*)

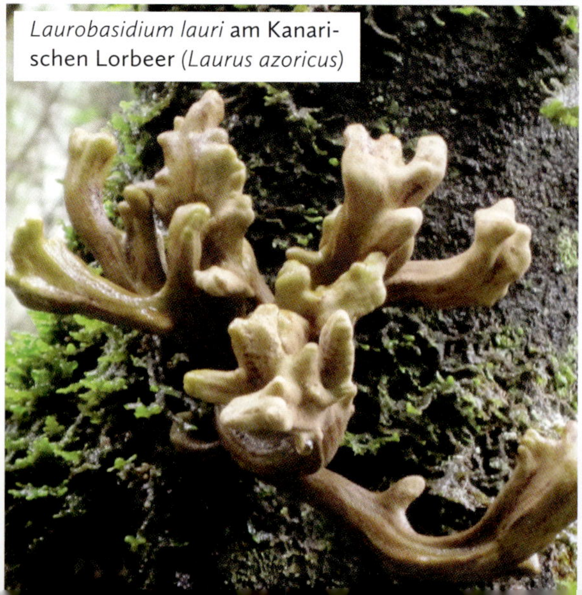

Laurobasidium lauri am Kanarischen Lorbeer (*Laurus azoricus*)

Pilze

Rolle in der Natur

Die Organismengruppe der Pilze ist zahlreich und fast überall auf dieser Erde zu finden. Generell sind Pilze, als heterotrophe Organismen, optimal an die Verwertung von organischem Material angepasst. Man kann sie zu Recht als Spezialisten der Verwertung und des Recyclings bezeichnen.

Dazu haben sie eine reiche Enzymausstattung entwickelt, mit der sie hochmolekulare Verbindungen in ihre Bestandteile zerlegen können. So sind Pilze die einzigen Lebewesen, die Holz abbauen können. Die einzelnen Elemente, z. B. Stickstoff oder Magnesium, stehen dann anderen Lebewesen wieder als Nährstoffe zur Verfügung. Dieses Recycling stellt die enorme Leistung dieser Wesen im Verborgenen dar.

Darüber hinaus hat sich eine spezielle Gruppe entwickelt, die sich von lebender, organischer Substanz ernährt: die Parasiten oder Schmarotzer. Diese können Krankheiten bei anderen Pilzen, Tieren (einschließlich Mensch) und Pflanzen verursachen und ihre Wirte sogar zum Absterben bringen. Parasiten sind in allen Ökosystemen wichtig für das Gleichgewicht und um die Evolution voranzutreiben.

Manchmal sind die Übergänge zwischen Parasiten und Zersetzern fließend und es ist nicht einfach zu beurteilen, welcher Gruppe eine Pilzart zuzuordnen ist. Sie können als Parasiten lebende Bäume besiedeln und diese langfristig zum Absterben bringen, um danach vom abgestorbenen Holz als Zersetzer weiterzuleben. Eine Entscheidungshilfe ist beispielsweise, sich daran zu orientieren, welche Phase länger dauert.

Eine weitere Möglichkeit ist das Zusammenleben in symbiotischen Beziehungen, wie beispielsweise Flechten (Pilz, Algen, Bakterien) oder Mykorrhiza (Pilz, Pflanzenwurzeln), in denen die Partner zu gegenseitigem Nutzen Stoffe austauschen. Dies bietet Vorteile für alle Beteiligten und ermöglicht ihnen gemeinsam Standorte zu besiedeln, an denen der jeweilige Organismus allein nicht existieren könnte.

Egal auf welche Art und Weise Pilze die nötige Energie zum Leben gewinnen, sie stabilisieren und bereichern das ökologische Gefüge und übernehmen wichtige Funktionen im Stoffkreislauf. Ohne Pilze wäre Leben auf der Erde kaum möglich.

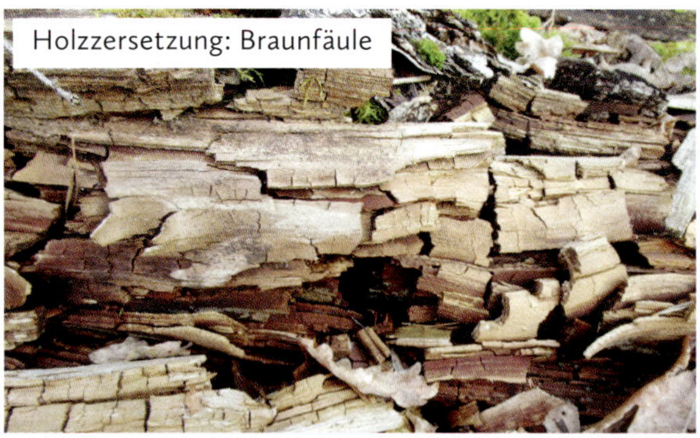
Holzzersetzung: Braunfäule

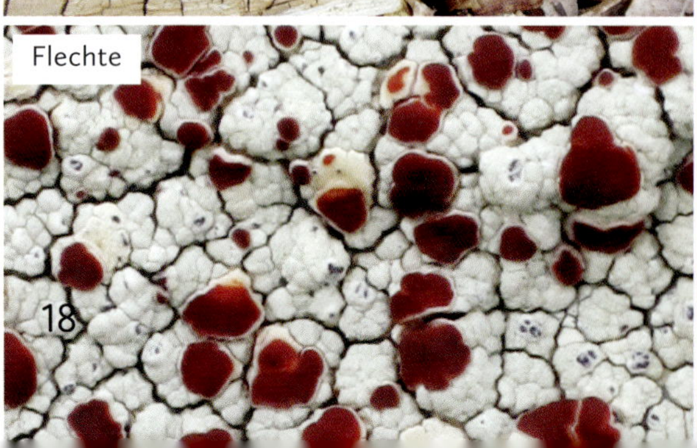
Flechte

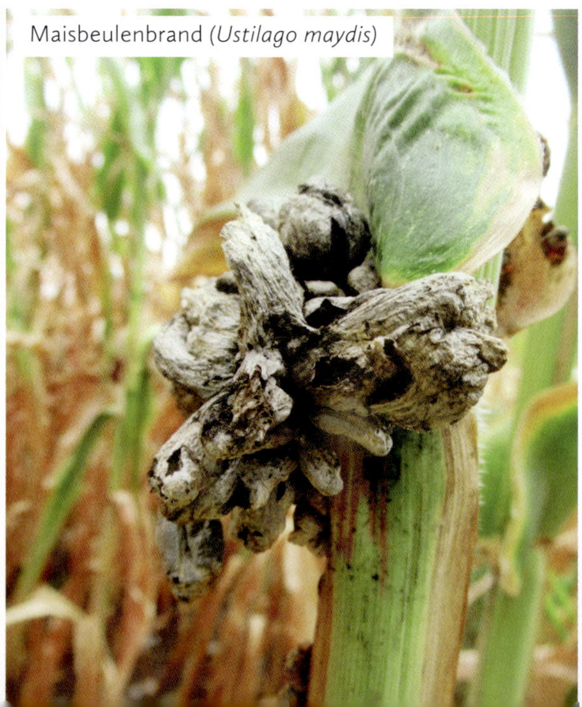
Maisbeulenbrand (*Ustilago maydis*)

Anatomie und Morphologie: Pilze und Fruchtkörper

Pilze sind Organismen aus meist lang gestreckten, dünnen, fädigen Zellen, den sogenannten Hyphen, die ein dichtes Geflecht im Boden oder anderen Substraten bilden, das sogenannte Myzel – der eigentliche Pilz. Sie leben also meist für uns unsichtbar im Verborgenen.

Was die meisten Menschen wahrnehmen, sind die zahlreichen, vielgestaltigen, zum Teil farbenfrohen Fortpflanzungsorgane der Großpilze (Macromyceten), die sogenannten Fruchtkörper. Sie enthalten unzählige Sporen, mit denen sich die Pilze fortpflanzen. Dazu erscheinen sie meist überirdisch oder an Holz, um die Sporen auszubreiten. Die häufigste Verbreitungsmöglichkeit ist der Wind, aber auch Tiere oder Regentropfen transportieren Sporen. Einige Pilzarten, die auf Tierverbreitung setzen, bilden unterirdische Fruchtkörper aus. Wahrscheinlich bekanntestes Beispiel sind die **Echten Trüffel** (*Tuber spp.*), die in Deutschland unter Schutz stehen. Sie werden von verschiedenen Tieren ausgegraben, gefressen und die Sporen an anderer Stelle wieder abgesetzt.

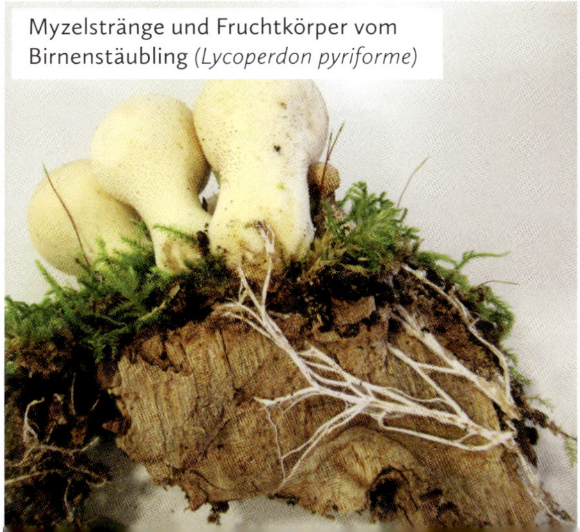
Myzelstränge und Fruchtkörper vom Birnenstäubling (*Lycoperdon pyriforme*)

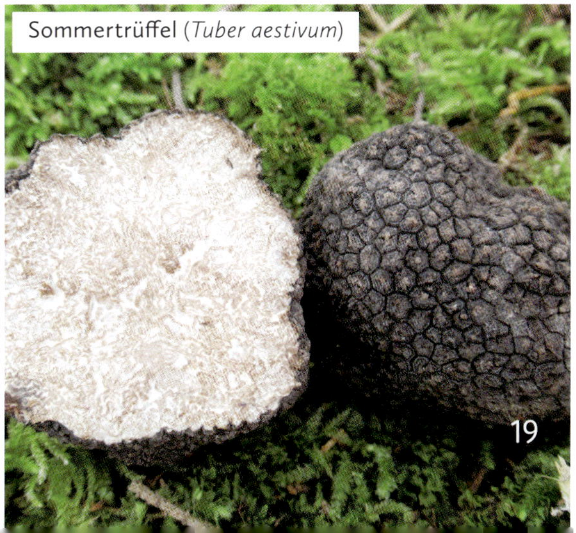
Sommertrüffel (*Tuber aestivum*)

Andere, sogenannte Klein- oder Mikropilze, bilden mitunter nur asexuelle Sporen ohne Fruchtkörper aus. Oder vermehren sich rein vegetativ, wie die Hefen, die aus einzelnen, kugeligen Zellen bestehen, die sprossen und sich dann teilen. Hefepilze gehören zu den von Menschen massenhaft genutzten Organismen zur Lebensmittelherstellung (Brot, Bier, Wein).

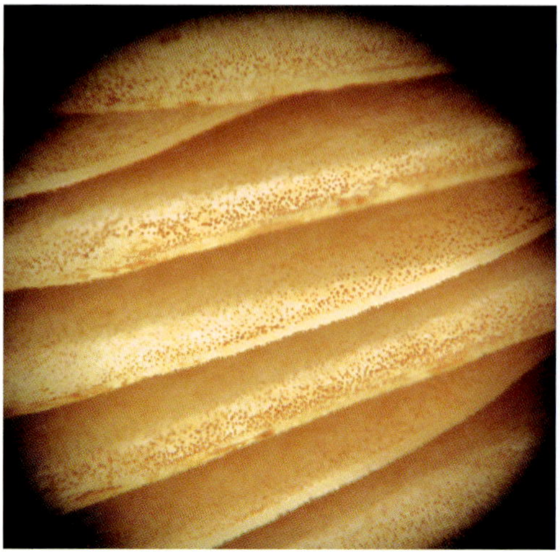

Nadelschüppling *(Pholiota spumosa)*: dunkle Sporen auf hellen Lamellen unter dem Binokular

Pilze gibt es immer und fast überall (ausgenommen an den Polkappen). Auch Pilzsporen sind zuhauf in der Luft unterwegs (1000–10000 pro m^3) (Hofrichter 2017) und beeinflussen sogar als Kristallisationskerne Niederschläge und Wetter in unserer Atmosphäre.

Bei guten Bedingungen können Pilze recht alt werden. Anders ist es meist mit den Fruchtkörpern der Großpilze, die landläufig als Pilze bezeichnet werden. Sie erscheinen ausschließlich unter optimalen Bedingungen, Grundvoraussetzung ist das Vorhandensein von Wasser, zu bestimmten Jahreszeiten. Sie sind in der Mehrzahl sehr kurzlebig. Wenige Arten, wie beispielsweise der **Zunderschwamm**, bilden Fruchtkörper, die Jahrzehnte alt werden können und jährlich neue Fruchtschichten und Sporen hervorbringen.

Die Pilzfruchtkörper bestehen aus dicht gepackten Hyphen (steril) und speziellen Zellen (Basidien, Asci) in der sogenannten Fruchtschicht (Hymenium), die die fertilen Sporen bilden. Bis zur Sporenreife werden diese oft durch verschiedene Mechanismen geschützt (Veli).

Ihre Formenvielfalt ist groß, aber viele anatomische und ökologische Merkmale helfen bei der Determinierung.

DAS SICHERE ERKENNEN DER FRUCHTKÖRPER IST VORAUSSETZUNG FÜR JEGLICHE ANWENDUNG, SEI ES KULINARISCH ODER KURATIV.

Die an verschiedenen Laubbäumen erscheinenden Fruchtkörper des Zunderschwamms können mehr als 50 cm Durchmesser und ein Alter von 15 Jahren und mehr erreichen.

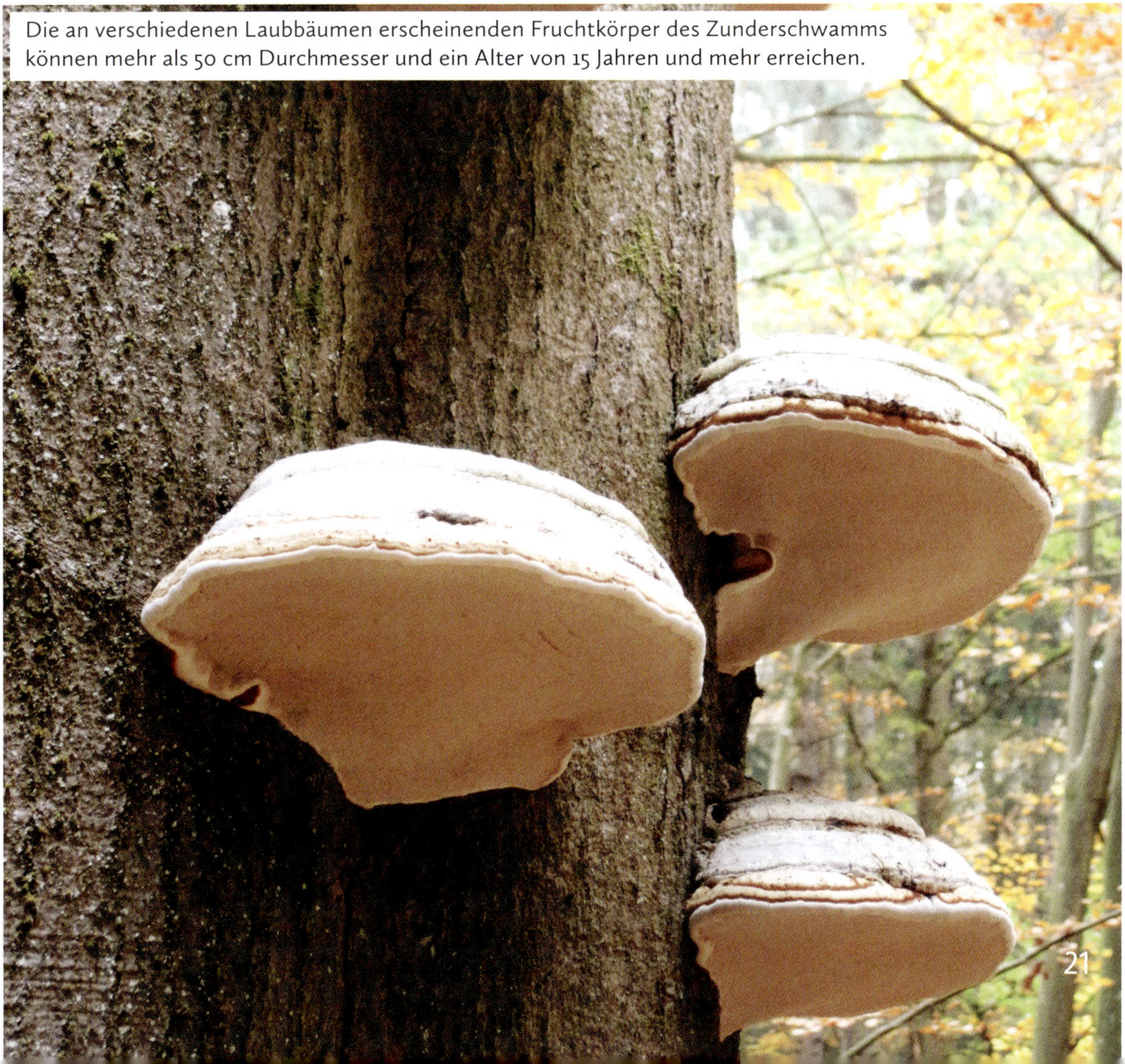

Inhaltsstoffe

Pilze sind begabte Chemiker, erfolgreiche Jäger und fleißige Sammler. Mit Sicherheit befinden sich unter ihren Inhaltsstoffen etliche, die den Menschen nützlich sein könnten, sofern wir sie nicht vor ihrer Erforschung unentdeckt vernichten. Pilze sind spezialisierte Recycler mit Jahrmillionen alter Berufserfahrung und haben Strategien evolviert, die helfen könnten, das Überleben der Menschheit auf diesem Planeten zu sichern.

Das Myzel kann zum einen mit seiner gesamten Oberfläche aktiv Stoffe aufnehmen. Das sind in erster Linie Wasser, verschiedene Elemente und auch durch abgegebene Enzyme gelöste organische Verbindungen.

Mit Vorliebe nehmen verschiedene Pilzarten, sofern verfügbar, Schwermetalle, wie Blei oder Kadmium, und radioaktive Elemente, wie Cäsium oder Strontium, auf und speichern diese in ihren Fruchtkörpern. Aus diesen Gründen wird der Verzehr von Waldpilzen von der Deutschen Gesellschaft für Mykologie generell nicht öfter als ein Mal wöchentlich und bei bestimmten Arten nicht mehr als 200–250 g Frischmasse, empfohlen.

Zum anderen können Pilze vielfältige, lebensnotwendige organische Verbindungen, die wir als Farbstoffe, Vitamine oder Toxine bezeichnen, synthetisieren. Einige Arten bilden z. B. wahre Cocktails an Giftstoffen. Gemäß ihrer Funktion sind diese Verbindungen in unterschiedlichen Quantitäten im Myzel oder den Fruchtkörpern enthalten.

Jede pilzliche Körperzelle besitzt eine Zellwand aus Polysacchariden und Chitin. Letzteres wird von der menschlichen Verdauung nicht verwertet und wirkt als Ballaststoff. Sporen haben, wie die Pollen der Pflanzen, eine Wand aus Sporopollonin. Pilze speichern, anders als Pflanzen und Tiere, Energie in Form von Glykogen.

Der Hauptbestandteil von Pilzen ist wie bei anderen Lebewesen auch Wasser. Der Kohlehydrat-, Eiweiß- und Fettgehalt der Fruchtkörper ist gering. Einige Arten weisen einen nennenswerten Gehalt von für die menschliche Ernährung wichtigen Spurenelementen und Vitaminen auf. Ernährungsphysiologisch betrachtet, enthalten Pilzfruchtkörper wenig Kalorien bei hohem Ballaststoffgehalt, vergleichbar mit Gemüse.

Die Mehrzahl der in Pilzen und deren Fruchtkörpern enthaltenen Stoffe ist bislang wenig erforscht. Meist handelt es sich um Stoffgemische, aus denen Wirkstoffe selten isoliert und identifiziert wurden, da diese Grundlagenforschung langwierig, aufwendig und teuer ist.

Einige wenige Pilzarten sind andererseits sehr gut untersucht und man hat sämtliche Inhaltsstoffe identifiziert und aufgeklärt. Als Beispiel sei hier der **Gemeine Spaltblättling** (*Schizophyllum commune*) genannt.

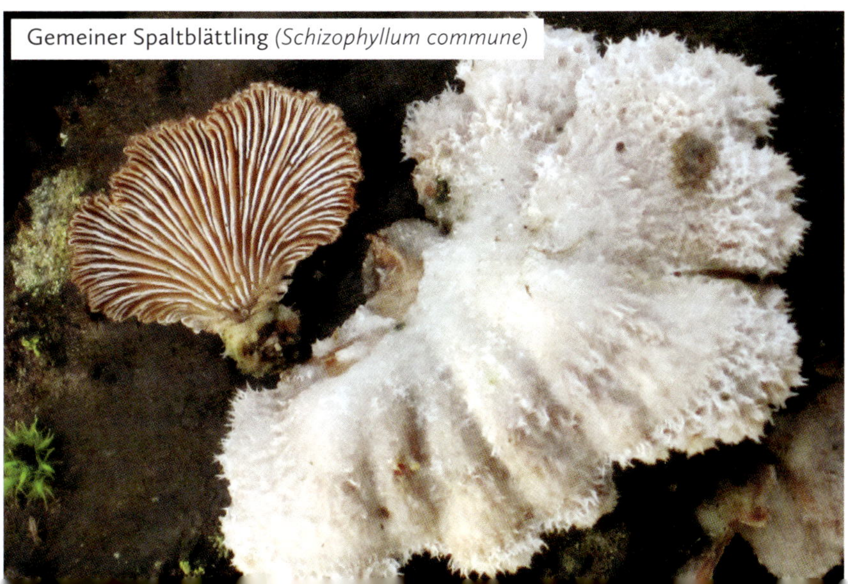
Gemeiner Spaltblättling (*Schizophyllum commune*)

Erstaunliche Zahlen und Fakten

- Derzeit kennt man in Mitteleuropa etwa 12000–15000 Großpilzarten.
- Weltweit geht man von ca. 150000 bekannten Pilzarten aus.
- Die geschätzte Dunkelziffer aller Pilzarten auf unserem Planeten beläuft sich auf 3,5 Millionen (PIEPENBRING 2022).
- Das bedeutet, dass es etwa 6 Mal mehr Pilz- als Pflanzenarten gibt.
- Über 90 % aller Landpflanzen leben in einer symbiotischen Beziehung mit Pilzen (Mykorrhiza).
- Ein und dasselbe Pilzmyzel kann an Wurzeln verschiedener Pflanzen unterschiedliche Mykorrhizatypen bilden (PIEPENBRING 2022).
- Das älteste Fossil eines Ständerpilzes ist eine 330 Millionen alte Hyphe mit Schnallen (PIEPENBRING 2022).
- Das älteste (vermutlich 2400 Jahre) und größte (ca. 880 Hektar, das entspricht einer Fläche von 1200 Fußballfeldern), schwerste (geschätzte 400–600 t) Lebewesen der Erde ist ein Pilz, der **Dunkle Hallimasch** (*Armillaria ostoyae*) (s. S. 27) (LÜDER 2016).
- In 1 cm^3 Boden können bis zu 10 km Pilzhyphen enthalten sein.
- *Saccharomyces cerevisiae* kann je nach Ausgangsstoffen (Substrat) Backwaren oder Bier produzieren.
- Die schnellste Pilzart, bezogen auf das Wachstum der Fruchtkörper, ist die auf der Südhalbkugel verbreitete **Schleierdame** (*Phallus indusiatus*). In 15 Minuten ist der um die 7 cm große Fruchtkörper ausgewachsen, d. h. die Wachstumsgeschwindigkeit ist 0,5 cm pro Minute (LÜDER 2016).

- **Hefen** helfen bei der Bestäubung von Palmenblüten (*Eugeissonia tristis*) in Malaysia (SHELDRAKE 2020).
- Ein **Steinpilzfruchtkörper** (*Boletus edulis*) kann bei Sporenreife 30000 Sporen pro Sekunde freisetzen, das sind mehrere Milliarden pro Tag (HOFRICHTER 2017) (s. S. 27).
- Die Beschleunigung beim Abschleudern von Basidiosporen beträgt 25000 G (Gravitationskonstante), etwa 1000 Mal so viel wie beim Abschuss eines Spaceshuttles nötig ist (PIEPENBRING 2022).
- Die vergleichsweise kleinen Fruchtkörper der Raupenpilze produzieren 30–40 Millionen Sporen, die sowohl Eier, Raupen und erwachsene Falter parasitieren können (GUTHMANN 2024).
- **Teuerlinge** (*Cyathus ssp.* und *Crucibulum ssp.*) können bei Auftreffen eines Wassertropfens ihre zu münzartigen Paketen verpackten Sporen (*Peridiolen*) bis zu 1 m weit herausschleudern. Dabei streckt sich ein bis zu 12 cm langer, klebriger Faden (*Funiculus*), um das Paket zu verankern (PIEPENBRING 2022).
- Der seltene, parasitische **Lärchenporling** (*Lariciformes officinales*) kann über 50-jährige Fruchtkörper bilden.
- Der **Schwefelporling** (*Laetiporus sulphureus*) (s. S. 27) bildet kurzlebige Fruchtkörper, die roh giftig, aber jung essbar sind, sofern sie nicht von giftigen Substraten, z. B. **Robinie** (*Robinia pseudoacacia*) stammen.
- Die meisten Pilzfruchtkörper sind (lt. Untersuchungen von SKUBLA 1989) braun (35 %) und gelb (29 %) gefärbt, die wenigsten Arten bilden blaue Fruchtkörper (s. S. 27).

- In einem Experiment ernährte sich ein **Austernseitling** (*Pleurotus ostreatus*) ausschließlich von Zigarettenkippen (Sheldrake 2020).
- Ohne die **Schimmelpilze Aspergillus** und **Fusarium** wären heutige Waschmittel nicht machbar: Sie liefern Enzyme, die Flecke lösen und Schmutz entfernen.
- Bis zu 1,5 Millionen Menschen sterben weltweit pro Jahr an Pilzinfektionen (Hofrichter 2017).
- Einige Pilzarten wie **Schopftintling** (*Coprinus comatus*) oder **Austernseitling** (*Pleurotus ostreatus*) sind zoophag, d. h. sie fangen und verdauen Fadenwürmer als Zusatznahrungsquelle; das taten Pilze bereits vor 100 Millionen Jahren, wie ein Fossil im Bernstein belegt (Hofrichter 2017).
- Zu den teuersten gehandelten Pilzarten zählen der **Chinesische Raupenpilz** (*Cordyceps sinensis*), **Matsutake** (*Tricholoma matsutake*) und **Alba-Trüffel** (*Tuber magnatum*).
- Termiten und Ameisen sind die ersten und erfahrensten Pilzzüchter auf diesem Planeten; beide füttern ihre Pilze mit mundgerechten Blattstückchen, Ameisen verhindern jedoch die Ausbildung von Fruchtkörpern ihrer Zuchtpilze, indem sie diese abbeißen, und ernähren sich allein vom Myzel, Termiten hingegen fressen auch die Fruchtkörper.
- Erste Nachweise der menschlichen Pilzzucht auf Holz gibt es aus dem 11. Jahrhundert aus China mit Shiitake.
- Erste Nachweise der Pilzzucht auf Kompost gibt es aus dem 17. Jahrhundert aus Frankreich mit Champignons.
- Einige Pilzarten, z. B. der **Leuchtende Ölbaumpilz** (*Omphalotus olearius*), können bei Dunkelheit leuchten (Biolumineszenz).

- Wachsende Fruchtkörper sind kräftig, so hat SKUBLA 1989 einen Taubentäubling beobachtet, der mit seinem Hut einen 400 Gramm schweren Stein anhob.
- Der **Glänzende Lackporling** (*Ganoderma lucidum*) besitzt über 250 Triterpene (HOFRICHTER 2018).
- Die Sexualität der Pilze ist überaus vielfältig, so sind beim **Spaltblättling** (*Schizophyllum commune*) über 23000 Geschlechter bekannt, bei anderen Arten bis zu 28000 (PIEPENBRING 2022).

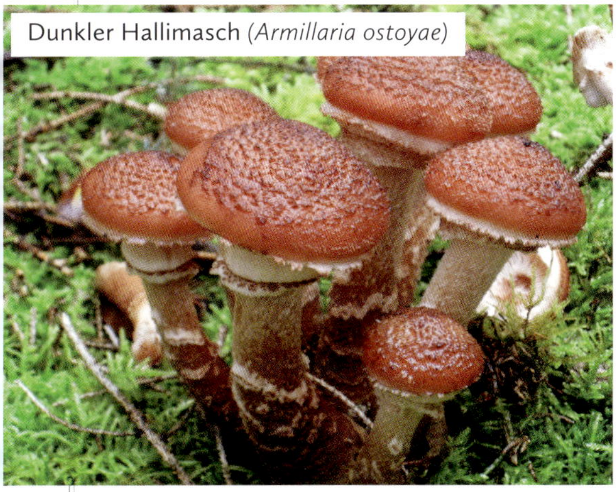
Dunkler Hallimasch (*Armillaria ostoyae*)

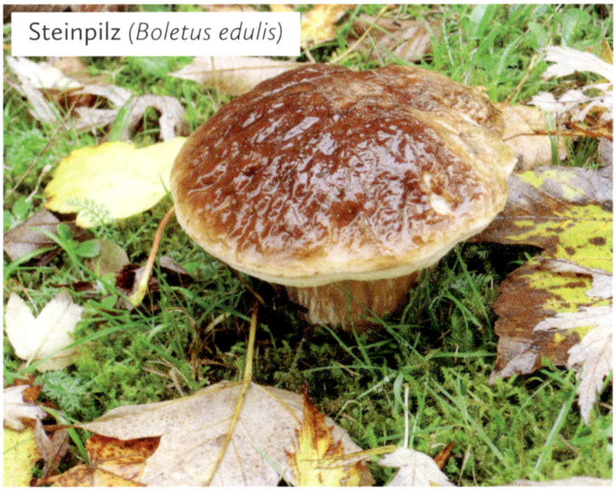
Steinpilz (*Boletus edulis*)

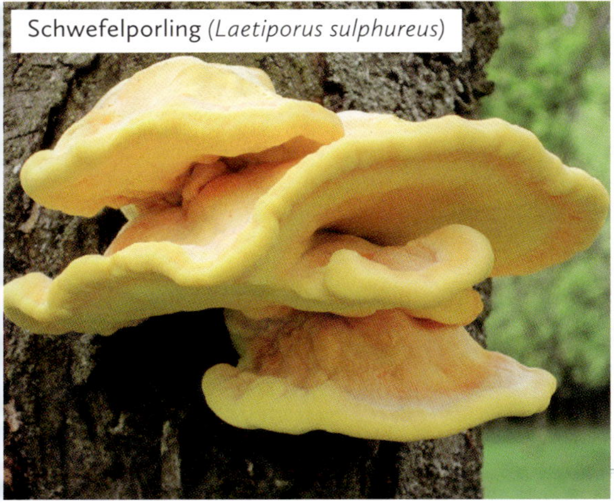
Schwefelporling (*Laetiporus sulphureus*)

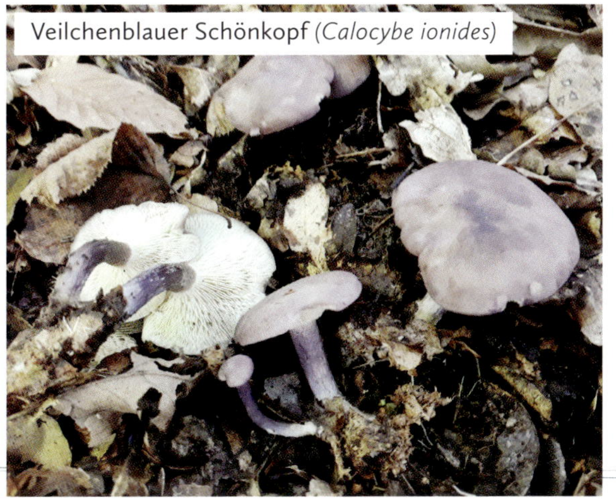
Veilchenblauer Schönkopf (*Calocybe ionides*)

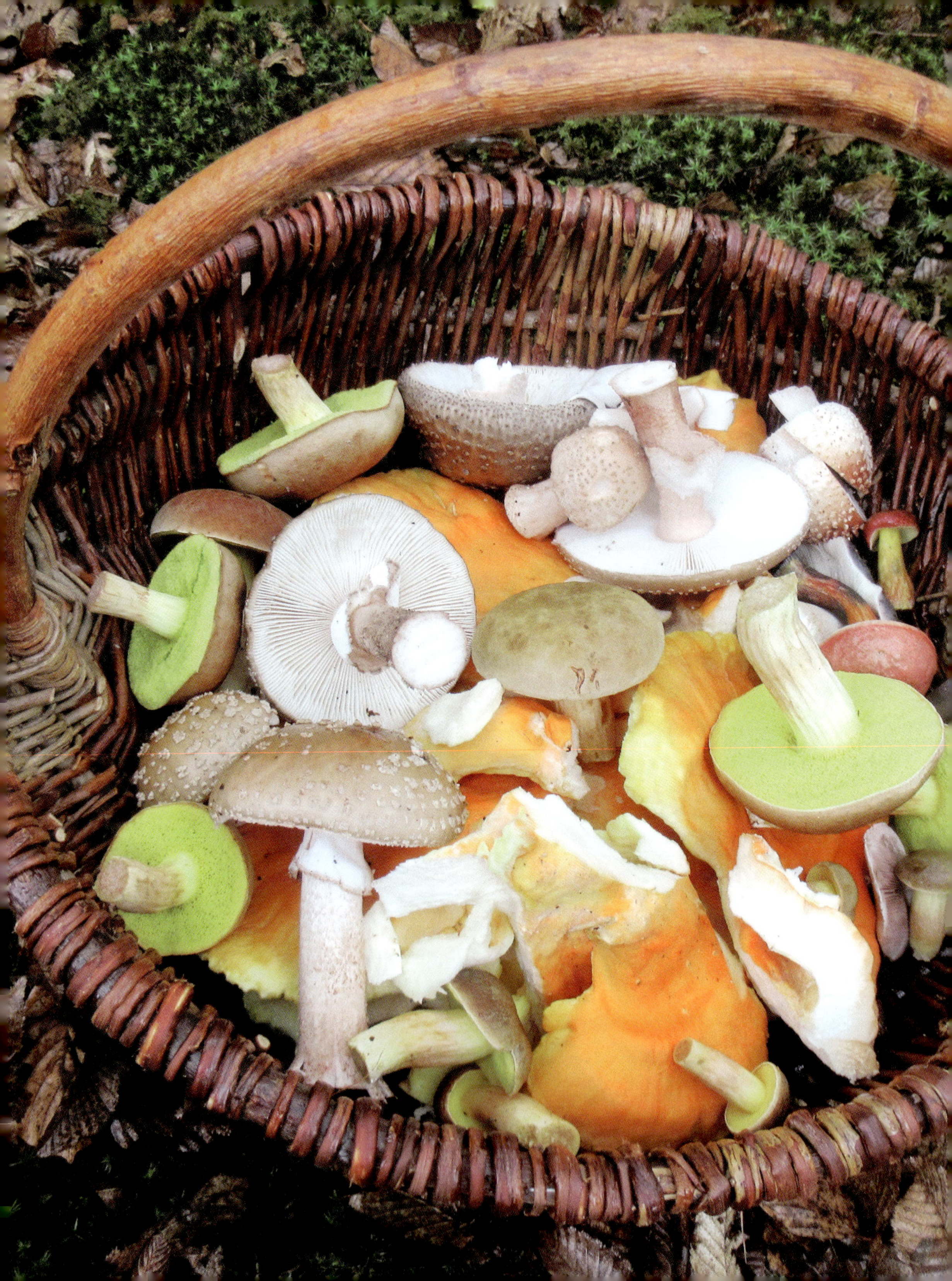

Umgang mit Pilzen

Sachgerechtes Sammeln, Lagern und Konservieren

Wer in der Natur Pilze sammeln möchte, sollte einige wichtige Dinge beachten. Grundlegend ist die Kenntnis der Pilzarten. Wer darin noch nicht versiert ist, dem sei empfohlen an geführten Exkursionen oder Pilzseminaren teilzunehmen, um Sicherheit zu gewinnen. Eine weitere Möglichkeit ist, mit seinen Funden zur Pilzberatung zu gehen, die besonders im Herbst in vielen Städten und Gemeinden angeboten wird. Geprüfte Pilzsachverständige der DGfM beraten hier zum mitgebrachten Sammelgut.

Ist man theoretisch gut gerüstet, kann es mit entsprechender Ausrüstung auf die Pilzsuche gehen. Zur persönlichen Ausrüstung gehört neben wetterangepasster Kleidung insbesondere gutes, geländetaugliches Schuhwerk. In den meisten Gegenden empfiehlt sich unbedingt ein guter Zeckenschutz.

Zum Transport der Pilze ist ein luftdurchlässiger Korb erforderlich. Zusätzlich kann man kleine Papiertüten oder kleine Schachteln benutzen, um unbekannte Funde vom übrigen Sammelgut zu trennen. In keinem Fall Plastiktüten verwenden, da die Pilze darin *schwitzen* und sehr rasch verderben. Auch Stoffbeutel sind absolut ungeeignet, da sie nicht formstabil sind und die Pilze darin starker mechanischer Belastung ausgesetzt sind, zerbrechen, vermatschen und verklumpen.

Ein Messer ist zuweilen hilfreich, um Fruchtkörper aus dem Boden zu hebeln oder vom Holz zu lösen. Wer Speisepilze sammelt und diese genau kennt, kann die Fruchtkörper auch abschneiden und an Ort und Stelle grob mit dem Messer säubern. Unbekannte Fruchtkörper niemals abschneiden, da dadurch wichtige Merkmale verloren gehen, der Pilz unbestimmbar wird und nur noch Kompost ist.

Ein Korb, Papiertüten oder Schachteln, eventuell ein Messer, mehr ist eigentlich nicht erforderlich. Mancher möchte ein Pilzbuch dabei haben, um im Wald schon nachzublättern, worum es sich bei unbekannten Funden handeln könnte. Andere bestimmen ihre gesammelten Funde lieber in Ruhe zu Hause oder tragen sie zur Pilzberatung.

Endgerätenutzer erwarten Bestimmungshilfe von Pilz-Apps. Diese Programme sind bislang allesamt unzuverlässig und keinesfalls als Bestimmungsvorschlag von Pilzfruchtkörpern für den Verzehr geeignet!

Grund dafür: Die Merkmalserfassung per Foto ist nicht umfangreich genug bzw. zu unpräzise, um zu einer sicheren Artbestimmung zu kommen. Beispielsweise spielt der aktuelle Zustand des Fruchtkörpers (trocken, feucht, jung, alt) eine entscheidende Rolle. Wesentliche Merkmale, wie Geruch oder Standort, werden nicht oder nur unzureichend erfasst. Dasselbe gilt für bloße Bildvergleiche im Internet oder populärem Pilzbuch. Zur eindeutigen Bestimmung von Pilzen ist es notwendig, so viele Merkmale wie möglich zu nutzen.

Seien Sie kritisch gegenüber Experten, die in Internetplattformen und sogenannten sozialen Medien oder auch live im Wald ihre Expertise aufdrängen. Wer von sich behauptet, alle Pilze zu kennen, hat mit Sicherheit keine Ahnung.

Gesammelte Pilze sollte man frisch zubereitet verzehren, da sie schnell verderben, d. h. am besten noch am selben Tag. Die geernteten Fruchtkörper eignen sich eigentlich nicht zum Lagern. Hat man sie geputzt, kann man sie über Nacht kühl und trocken aufbewahren und bestenfalls noch am nächsten Tag verwerten. Dabei wächst mit jeder Stunde zum einen das Risiko, dass sich von befallenen Fruchtkörpern Insektenlarven auf alle Pilze ausbreiten. Zum anderen schreitet, besonders bei hohen Temperaturen, die bakterielle Eiweißzersetzung rasch voran und das Sammelgut wird ungenießbar.

Möchte man seine Funde nicht frisch verbrauchen, kann man sie auch konservieren. Dazu gibt es unterschiedliche Methoden, die sich für unterschiedliche Arten eignen. Konservieren heißt im Allgemeinen, schädlichen Mikroorganismen die Lebensgrundlage zu entziehen bzw. ihnen das Leben zu erschweren. Dies erreicht man durch besonders hohe oder tiefe Temperaturen, Wasserentzug, Sauerstoffabschluss (Anaerobie), niedrigen pH-Wert oder extreme Salz- oder Zuckerkonzentrationen.

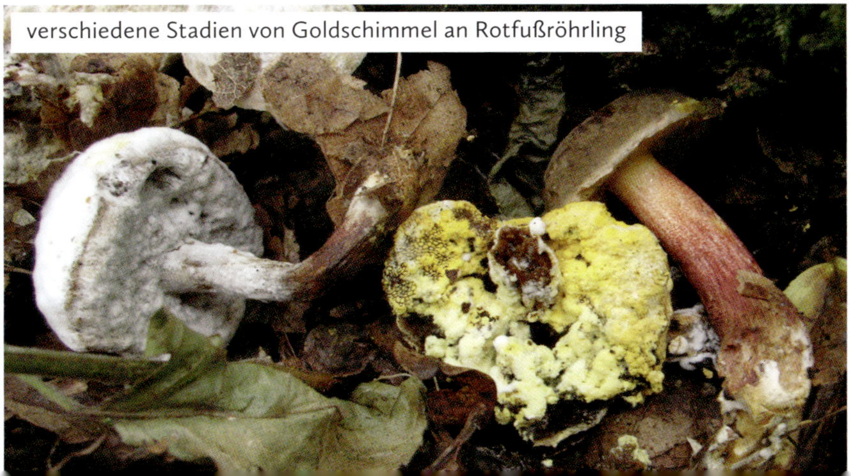
verschiedene Stadien von Goldschimmel an Rotfußröhrling

Trocknen

Die einfachste Methode ist die Lufttrocknung, die sich für fast alle Pilzarten eignet. Dazu gesäuberte, ganze oder zerkleinerte Fruchtkörper ausbreiten und an der Luft trocknen lassen. Dünn geschnittene Scheiben kann man auch an einer Schnur auffädeln und zum Trocknen aufhängen oder Pilzstücke auf Rosten ausbreiten. Wer öfter Sammelgut trocknet, für den lohnt es sich, individuelle Siebe oder Roste für die Trocknung anzufertigen. Für nasses Wetter ist diese Technik jedoch völlig ungeeignet. Für alle Techniken gilt, je schneller die Pilze trocken sind, desto besser.

Die Trocknung im Backofen bei max. 50 °C ist nicht zu empfehlen, da sie sehr energieaufwendig ist. Denn um die Feuchtigkeit entweichen zu lassen, muss die Tür zumindest einen Spalt geöffnet bleiben, z. B. durch Einklemmen eines Kochlöffels.

Möglich ist auch die Verwendung eines elektrischen Dörrgeräts, bei dem mehrere Lagen Dörrgut gleichzeitig, bei angegebener Temperatur, über mehrere Stunden hinweg getrocknet werden können.

Die Pilze sind trocken, wenn sie rascheln und knacken, wenn man sie in der Hand zusammendrückt. Nur absolut trockene Pilze in einem fest geschlossenen, dunklen Gefäß (Glas, Metall) aufheben. Ist noch ein Rest Feuchtigkeit vorhanden, droht Schimmelbefall. Regelmäßig auf Schädlingsbefall kontrollieren.

› Getrocknete Pilze kann man zum Verzehr etwa ein Jahr verwenden, danach verlieren sie enorm an Aroma. Die Inhaltsstoffe gehen jedoch auch nach längerer Lagerung nicht verloren.

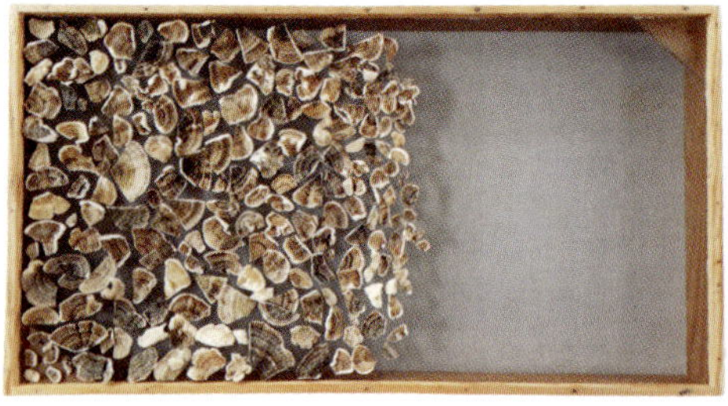

selbstgefertigtes Trockengitter

Einfrieren

Zum Einfrieren eignen sich viele Pilzarten, aber nicht alle. **Pfifferlinge** (*Cantharellus cibarius*) z. B. werden durch Einfrieren oft bitter. Auch hier ist es wichtig, Gefriergut schnell herunterkühlen und auf gar keinen Fall vor der Verwendung auftauen lassen! Dabei platzen die stark wasserhaltigen Zellen und übrig bleibt eine wässrige, matschige und schleimige Masse. Bitte gefrorene Pilze immer im gefrorenen Zustand in die heiße Pfanne oder Suppe geben.

Man kann sowohl fertige Pilzgerichte, als auch blanchierte oder bereits gegarte Pilze sowie gesäuberte und zerkleinerte, rohe Teile einfrieren.

Falls Letzteres der Fall ist, vor dem Verzehr gut garen!

› Das Gefriergut sollte man nach etwa einem Jahr verbraucht haben.

Einkochen/Einwecken

Beim Einkochen wird die Pilzzubereitung entweder 15–20 Minuten gekocht und dann kochend heiß in Twist-off-Gläser gefüllt und verschlossen. Oder klassisch eingeweckt, d. h. die Pilzzubereitung wird in Weckgläsern in einem Wecktopf oder im Backofen eingekocht.

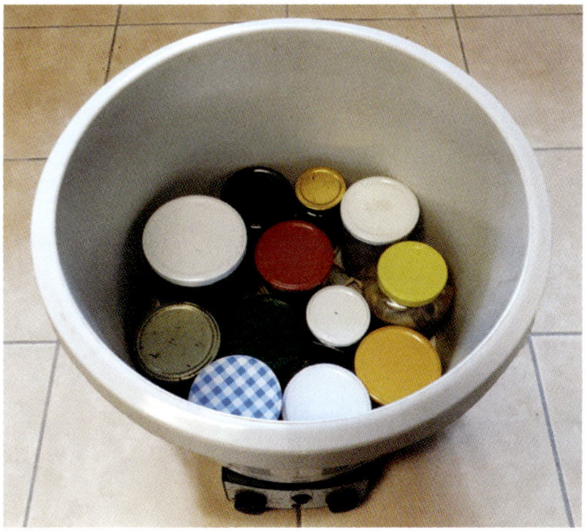

› Dazu sind alle Pilzarten geeignet und die Lagerzeit beträgt 1–2 Jahre.

Einlegen in Essig oder Öl

Die Pilze säubern, große Fruchtkörper in Stücke schneiden, dann in einer Essig-Marinade mit Gewürzen gut garen und heiß in Twist-off-Gläser füllen. Oder Marinade abgießen und Pilze ins Glas und mit Öl auffüllen.

Rezept

Antipasti-Pfifferlinge

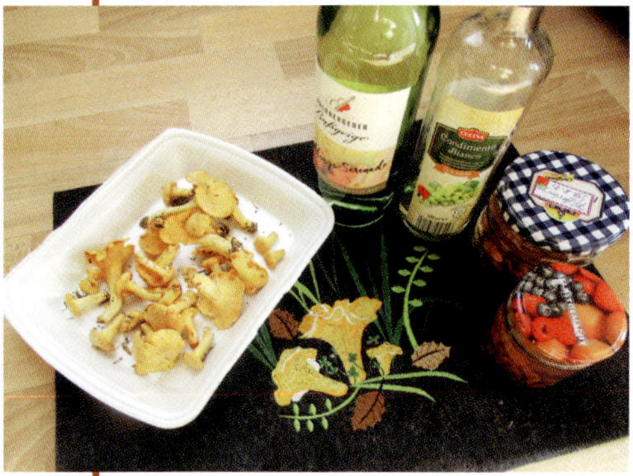

Kleine oder zerkleinerte Pfifferlinge in einem Topf mit jeweils 1 Teil Wasser, 1 Teil Weißweinessig, 1 Teil herbem Weißwein, dazu Salz, Pfefferkörner, Knoblauchzehen, Rosmarin, Peperoni etwa 20–25 Minuten kochen.

Alles heiß in Twist-off-Gläser füllen, diese fest verschließen und kopfüber auf den Deckel stellen. Beim Abkühlen sollten die Deckel hörbar knacken.

› Die Pfifferlinge schmecken nach 1–2 Jahren noch gut, wenn man sie dem Glas entnimmt, kurz die Marinade abspült und mit etwas Olivenöl beträufelt.

Einsalzen

Das Einlegen in Salz ist eine einfache Methode, die sich für viele Pilze eignet. Die gesäuberten und nach Belieben zerkleinerten Pilze in einem großen Gefäß, wie Eimer oder Steintopf, in einer großen Menge Salz einbetten. Wichtig ist, dass alle Pilzteile von viel Salz bedeckt sind. Je länger die Pilze im Salz liegen, desto geringer wird der Eigengeschmack der Pilze.

› Vor dem Verzehr müssen die so konservierten Pilze bis zu 24 Stunden gewässert und mindestens 15 Minuten gegart werden.

Fermentieren/Milchsäuregärung/sauer Einlegen

Fermentieren nutzt die Tätigkeit der Milchsäurebakterien unter Sauerstoffabschluss. Es gilt darauf zu achten, dass immer genügend Flüssigkeit über den Pilzen steht und kein Sauerstoff hinzugelangt. Pilze säubern, zerkleinern und in einer großen Schüssel mit Salz gut durchkneten, dann etwa dreiviertel voll in ein großes Glas oder einen Steintopf füllen und fest drücken (Flüssigkeit sollte austreten). Eventuell mit etwas Salzwasser auffüllen. Mit einem Stein oder Wasser gefüllten Schraubglas beschweren. Regelmäßig kontrollieren. Nach einer bis mehreren Wochen können die fermentierten Pilze verzehrt werden. Es eignen sich viele Arten, die mitunter ihren Eigengeschmack, Schärfe oder Bitterkeit verlieren. Konservierte Pilze sollten dunkel, trocken und kühl gelagert werden.

Auch die Haltbarkeit ohne Aroma- und Geschmacksverlust ist begrenzt. Angebrochene Gebinde getrockneter oder pulverisierter Arten sollte man rasch verbrauchen. Sonst besteht erhöhte Gefahr von Schädlings- oder Schimmelbefall und Qualitätsverlust.

Gefahren – Giftpilze und Pilzgifte

tödlich giftige Arten

Nur wenige der zahlreichen Großpilzarten wirken bereits bei Verzehr geringer Mengen tödlich giftig. In Mitteleuropa sind dies etwa 15 Arten bzw. Gattungen. Einige dieser Vergiftungen, z. B. durch den **Grünen Knollenblätterpilz** (*Amanita phalloides*) müssen auch nicht zwangsläufig zum Tode führen, wenn sie rechtzeitig erkannt und behandelt werden.

Bei anderen Arten, wie dem **Spitzgebuckelten Raukopf** (*Cortinarius rubellus*), gibt es kaum eine Überlebenschance, insbesondere wenn größere Mengen verzehrt wurden.

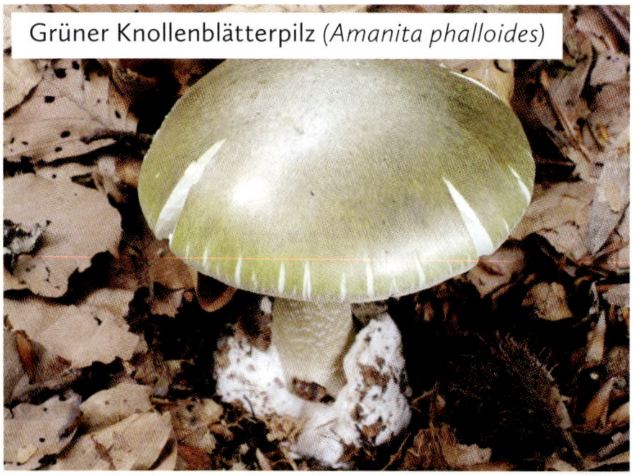
Grüner Knollenblätterpilz *(Amanita phalloides)*

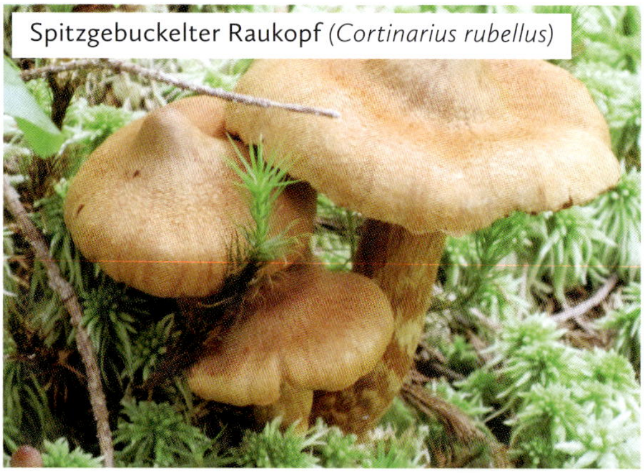
Spitzgebuckelter Raukopf *(Cortinarius rubellus)*

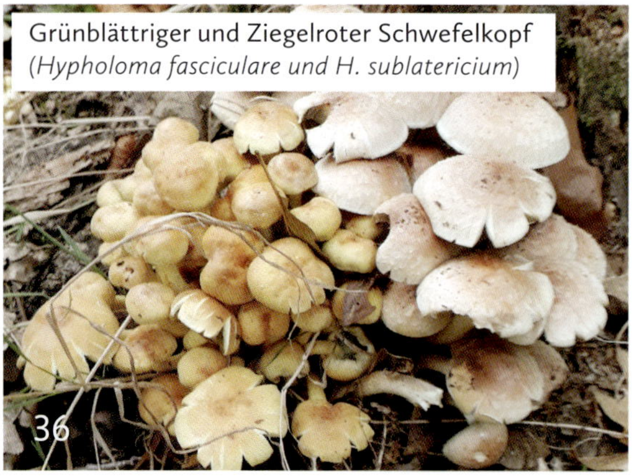
Grünblättriger und Ziegelroter Schwefelkopf *(Hypholoma fasciculare und H. sublatericium)*

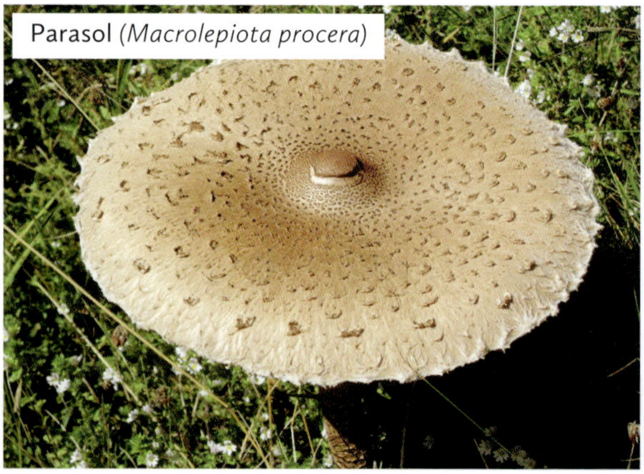
Parasol *(Macrolepiota procera)*

giftige Arten

Weit mehr Arten sind in die Kategorie giftig eingestuft, d. h. aufgrund ihrer Inhaltsstoffe wirken sie bei Verzehr gesundheitsschädlich auf den menschlichen Organismus. Auch größere Mengen führen in der Regel nicht zum Tode. Die gesundheitlichen Beeinträchtigungen klingen nach einiger Zeit behandelt oder unbehandelt wieder ab. Vertreter dieser Gruppe sind beispielsweise der **Gelbe Knollenblätterpilz** (*Amanita citrina*), der **Fliegenpilz** (*Amanita muscaria*) und der **Grünblättrige Schwefelkopf** (*Hypholoma fasciculare*).

roh giftige Arten

Etliche vermeintliche Speisepilze sind roh giftig. Dazu gehören: **Austernseitling** (*Pleurotus ostreatus*), **Perlpilz** (*Amanita rubescens*), **Marone** (*Imleria badia*), **Parasol** (*Macrolepiota procera*), **Rehbrauner Dachpilz** (*Pluteus cervinus*) und viele andere.

Sie enthalten hitzelabile Toxine (Hämolysine), die erst durch Erhitzen über 60 °C unschädlich gemacht werden. Sind diese Arten also ausreichend gegart, ist eine Verwendung als Speisepilz möglich. Früher war es gang und gäbe jegliche im Wald gesammelte Pilze erst einmal zu kochen und dann z. B. zu braten.

Heutzutage überbieten sich Showköche und Kochratgeber darin, Pilze möglichst nur in der Pfanne zu schwenken oder 3 Minuten *anzubraten*: fertig. Fertig sind nicht nur Verdauungsbeschwerden, sondern auch ernst zu nehmende Symptome.

**PILZE SOLLTEN NIEMALS ROH,
AUCH KEINE KOSTPROBEN IM WALD,
SONDERN IMMER AUSREICHEND GEGART,
WAS BEDEUTET, MINDESTENS 15 MINUTEN ÜBER 60 °C,
BESSER 90 °C ERHITZT, VERZEHRT WERDEN.**

Gründe hierfür sind neben den roh giftigen Arten die potenzielle Infektion mit dem Fuchsbandwurm und die allgemein schwere Verdaulichkeit und Belastung unseres Verdauungssystems, zumal in Kombination mit reichlich Fett oder Alkohol.

unechte Pilzvergiftung (Lebensmittelvergiftung)

Ausgelöst durch zu alte, verdorbene, madige oder unzureichend gegarte Pilzfruchtkörper plagen uns Übelkeit, Verdauungsbeschwerden bis hin zu Kreislaufzusammenbrüchen. Diese Symptomatik wird oft als Eiweiß- oder Lebensmittelvergiftung bezeichnet und beruht nicht auf primären Toxinen der Pilze. Ursächlich sind bei zu alten Pilzen verschiedene Eiweißzersetzungsprodukte sowie bakterielle Toxine. Unzureichend gegarte Pilze können u. a. auf Grund hoher Hämolysingehalte Probleme verursachen. Dies ist leider die häufigste Ursache aller Pilzvergiftungen!

**ES KANN AUCH INDIVIDUELLE
UNVERTRÄGLICHKEITEN GEBEN!**

Erste Hilfe bei Pilzvergiftungen

Die oberste Grundregel unseres Handelns sollte sein: Nur zu sich nehmen, was man zweifelsfrei als Speisepilz in einwandfreiem Zustand erkennt. Beim leisesten Zweifel sollte ein ausgewiesener Pilzsachverständiger konsultiert bzw. in jedem Falle auf eine Pilzmahlzeit verzichtet werden.

Kommt es dennoch zu Symptomen nach dem Verzehr von Pilzgerichten, sollten folgende Punkte beachtet werden:

- **Ruhe bewahren.** Frühzeitig erkannt, sind die meisten Pilzvergiftungen heutzutage gut behandelbar.
- Bei Verdacht auf Pilzvergiftung in Deutschland schnellst möglich **Giftinformationszentrale (Vorwahl + 19240**, z.B. Freiburg 0761-19240, Informationen für weitere Städte auf der Homepage der DGfM) kontaktieren. Das speziell geschulte Personal kann die Situation einschätzen und konkrete Handlungsempfehlungen geben. Die GIZ kontaktiert beispielsweise die nächstgelegenen Pilzsachverständigen zur Identifizierung der Pilzarten. So kann schnell geholfen werden, was bei Pilzvergiftungen das A und O ist.
- Bei schweren Symptomen, wie beispielsweise Bewusstseinseintrübung, Krampfanfällen oder anhaltendem Erbrechen, sollte der **Rettungsdienst (112)** alarmiert werden. Es ist nicht sinnvoll, den Hausarzt aufzusuchen. Die meisten Hausärzte haben wenig Erfahrung mit Pilzvergiftungen und auch nicht die Ausstattung, um eine Pilzvergiftung zu behandeln. Stattdessen sollte das nächstgelegene Krankenhaus aufgesucht werden. Unbedingt alle **Pilzreste sichern** (Speisereste, Putzreste, Erbrochenes) und mit ins Krankenhaus nehmen!

- **Niemals Erbrechen auslösen!**
- Niemals irgendwelche Hausmittel einnehmen bzw. verabreichen (insbesondere **keinen Alkohol** und **keine Milch** trinken)!
- **Niemals abwarten!** Der bloße Verdacht einer Pilzvergiftung gehört bereits abgeklärt, da der Verlauf der Vergiftung von einer frühzeitigen Therapie abhängen kann.

Zur individuellen Beratung sind **folgende Informationen wichtig:**
- **Was**: möglichst genaue Bezeichnung der Substanz bzw. des Produkts etc.
- **Wie viel**: möglichst genaue Mengenangabe
- **Wer**: Alter, Gewicht, Geschlecht und Zustand der betroffenen Person(en)
- **Wann**: Zeitpunkt des Geschehens
- **Wo**: Ort des Geschehens
- **Wie**: Verschlucken, Einatmen, Hautkontakt etc.
- **Warum**: versehentlich oder absichtlich

In der Schweiz beraten im Vorfeld geprüfte Pilzkontrolleure zu Essbarkeit und Giftigkeit von Pilzen. Treten nach Pilzverzehr gesundheitliche Probleme auf, gibt es rund um die Uhr kostenlos Hilfe beim Notruf von **Tox Info Suisse (Notfallnummer 145)**.

In Österreich sind die **Vergiftungsinformationszentrale (VIZ) von 0–24 Uhr unter Notruf: 01 406 43 43 sowie** der **Euro-Notruf: 112, die Rettung: 144** und der **Ärztefunkdienst: 141 im Vergiftungsverdachtsfall erreichbar.**

Naturschutz: geschützte Arten in Deutschland, Österreich und der Schweiz

In Deutschland sind durch die Bundesartenschutzverordnung von 1984 einzelne Pilzarten, aber auch ganze Gattungen gesetzlich geschützt. Bei Pilzen gibt es zwei Schutzkategorien: streng oder besonders geschützte Arten.

Besonders geschützte Arten

In dieser Kategorie gelistete Arten sind absolut tabu und dürfen nicht entnommen oder gesammelt werden. Dies gilt auch für Teile, sprich die Fruchtkörper.

Anhängselröhrling (*Boletus appendiculatus*)

Blauender Königsröhrling (*Boletus speciosus*)

alle Bodenporlinge (*Albatrellus sp.*)

alle Echten Trüffel (*Tuber sp.*)

Erlengrübling (*Gyrodon lividus*)

Grünling (*Tricholoma flavovirens*)

Kaiserling (*Amanita caesarea*)

Königsröhrling (*Boletus regius*)

Märzschneckling (*Hygrophorus marzeolus*)

alle Saftlinge (*Hygrocybe sp.*)

Schwarzhütiger Steinpilz (*Boletus aereus*)

Sommerröhrling (*Boletus fechtneri*)

Streng geschützte Arten

Diese zweite Kategorie besagt, dass Pilze (Fruchtkörper) in geringer Menge zum eigenen Verzehr oder Gebrauch entnommen werden dürfen. D. h. ein Handel mit diesen Arten ist ebenso ausgeschlossen wie das Sammeln großer Mengen.

Brätling (*Lactarius volemus*)

alle Morcheln (*Morchella sp*).

alle Pfifferlinge (*Cantharellus sp.*)

alle Raufußröhrlinge (*Leccinum sp.*)

Schweinsohr (*Gomphus clavatus*)

Steinpilz (*Boletus edulis*)

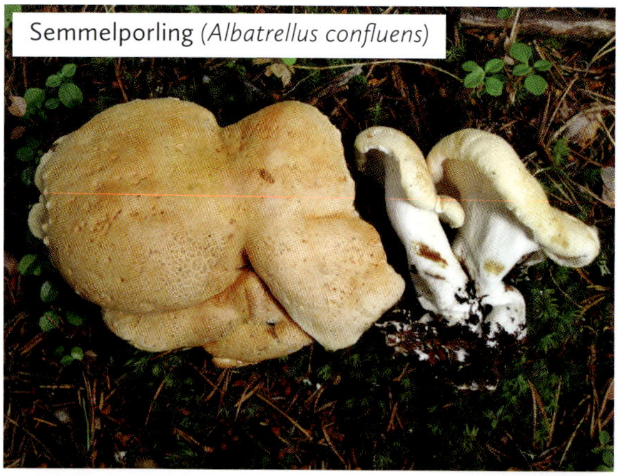
Semmelporling (*Albatrellus confluens*)

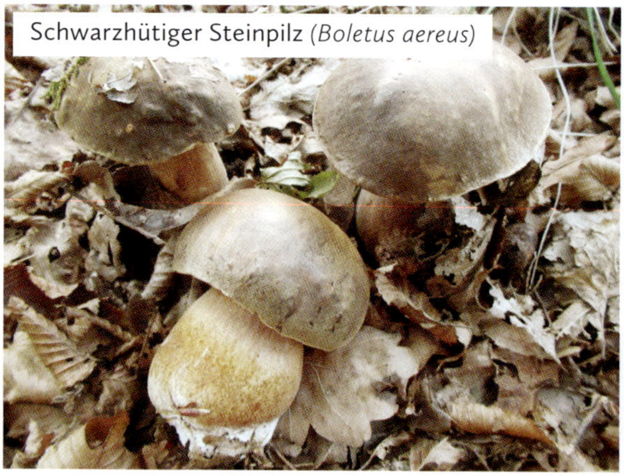
Schwarzhütiger Steinpilz (*Boletus aereus*)

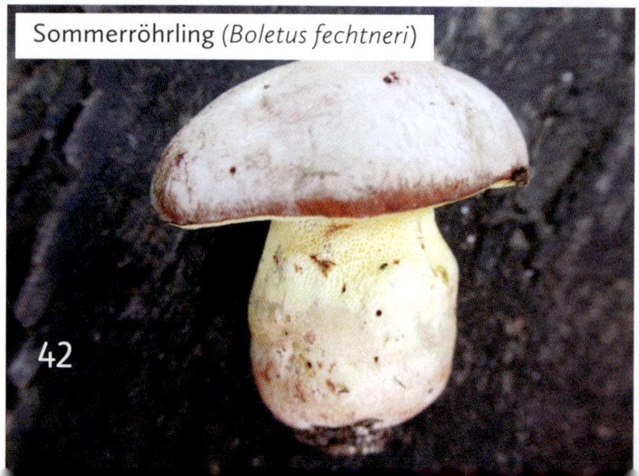
Sommerröhrling (*Boletus fechtneri*)

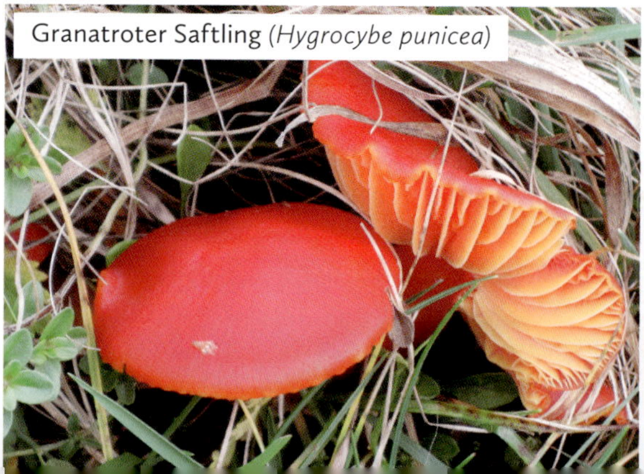
Granatroter Saftling (*Hygrocybe punicea*)

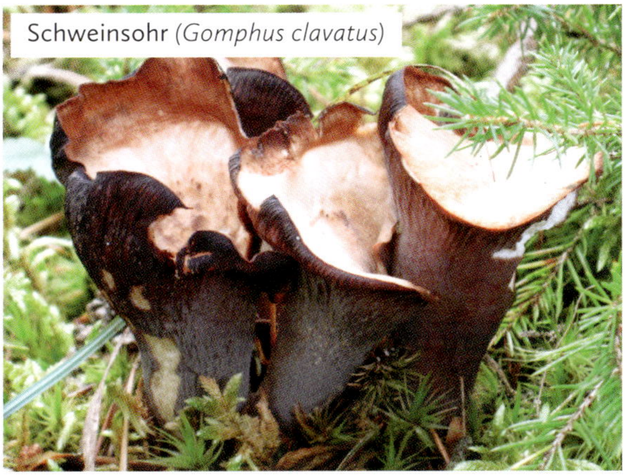
Schweinsohr *(Gomphus clavatus)*

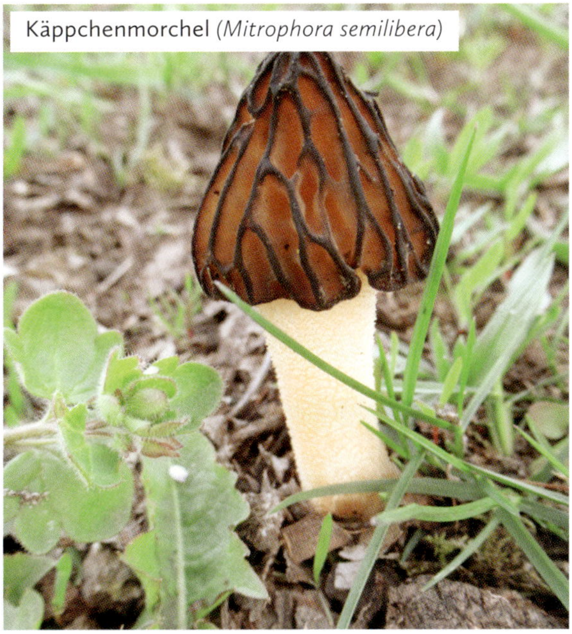
Käppchenmorchel *(Mitrophora semilibera)*

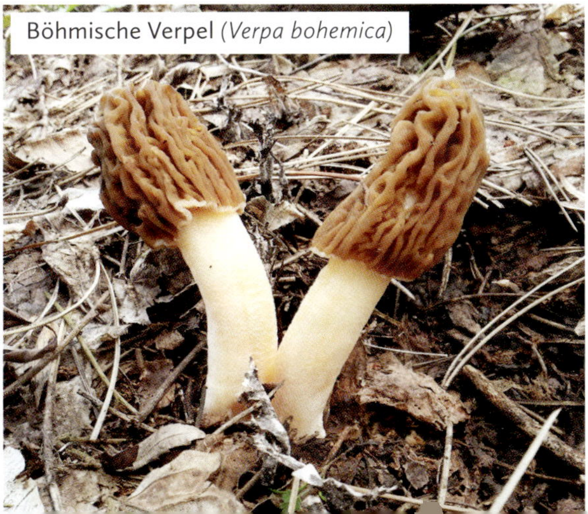
Böhmische Verpel *(Verpa bohemica)*

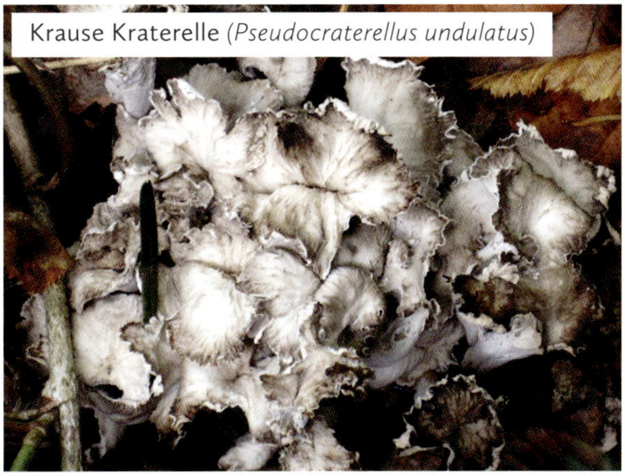
Krause Kraterelle *(Pseudocraterellus undulatus)*

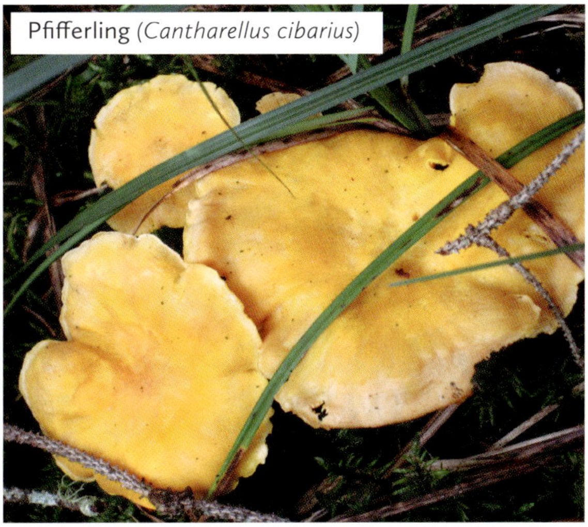
Pfifferling *(Cantharellus cibarius)*

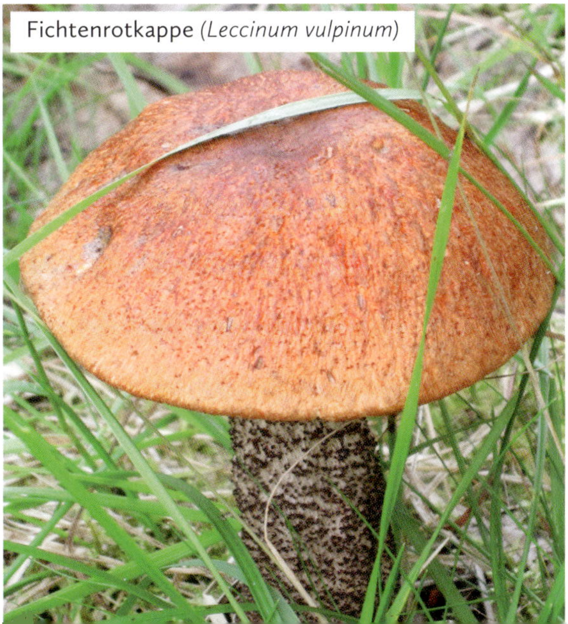
Fichtenrotkappe *(Leccinum vulpinum)*

Geschützte und seltene Arten sind tabu. Generell gilt für die erlaubte Sammelmenge die Faustregel etwa 1 kg pro Person und Tag. Verantwortungsbewusste sammeln nur so viel, wie am selben Tag noch verarbeitet werden kann.

Rote Liste

In der sogenannten **Roten Liste** ist der Gefährdungsgrad einer Art erfasst. Dabei existieren mehrere Stufen: von Kategorie 0 (ausgestorben oder verschollen) bis Kategorie 3 (gefährdet), Kategorie G (Gefährdung unbekannten Ausmaßes), Kategorie R (extrem selten) und u. a. Kategorie V (Vorwarnliste).

Arten, die in der **Roten Liste** stehen, sind jedoch nicht per se geschützt. Andererseits ist es aber nicht ausgeschlossen, dass geschützte Arten aufgrund ihrer Gefährdung oder Seltenheit hier verzeichnet sind.

Selten findet man in populären Pilzbüchern, z. B. in E. Gerhardt 2020, diese Angaben, beispielsweise **Gelbfleckender Täubling** (*Russula luteolacta*) RL 3. Pilzarten der Roten Liste sind ebenfalls zu schonen, um ihren Fortbestand zu schützen.

Das Sammeln in geschützten Gebieten ist tabu. Das sind in erster Linie die Kernzonen von Nationalparks, Naturschutzgebiete inklusive Naturdenkmäler und eingegrenzte und/oder gekennzeichnete Flächen.

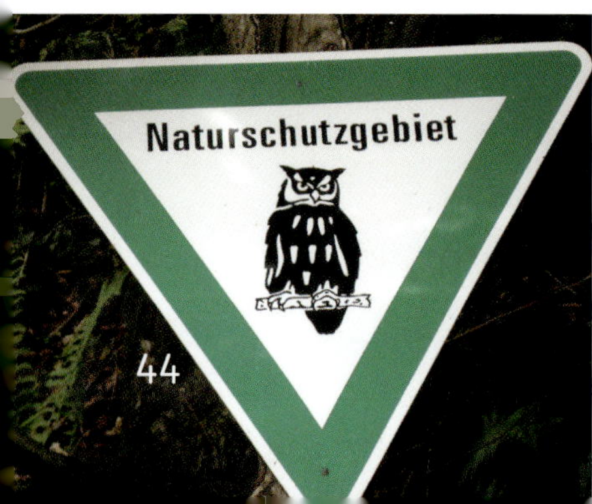

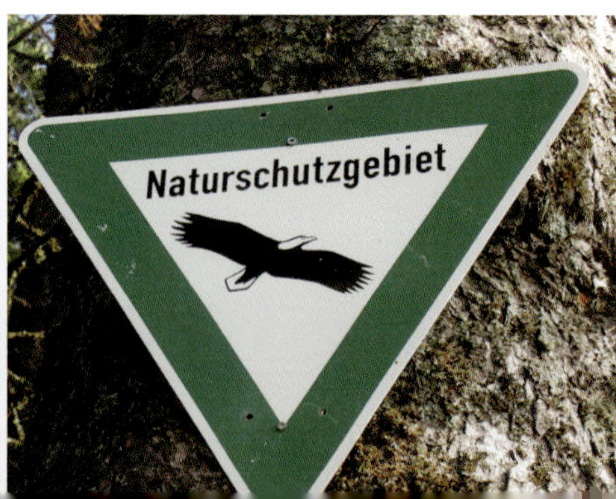

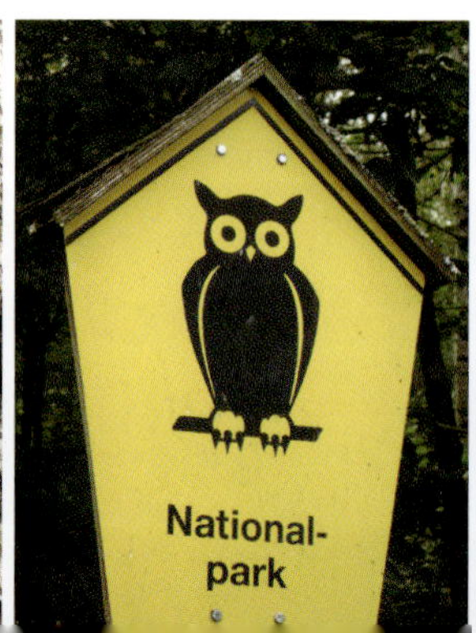

Der Natur zuliebe

- Entnimm nur so viel Material, wie du wirklich brauchst bzw. verarbeiten kannst (Eigenbedarf).
- Belasse immer genügend Fruchtkörper in einem Bestand, so dass dieser sich weiter fortpflanzen kann – kein Kahlschlag
- Gib eventuell mitgesammelten Tieren die Möglichkeit in die Natur zurückzukehren.
- Bewege dich sorgsam durch die Natur und achte auf die Ansprüche der Organismen, die nicht unmittelbar in deinem Fokus stehen.
- Gib Reste durch Kompost oder Biotonne in den Naturkreislauf zurück.

Österreich

Das österreichische Recht, das Sammeln und den Schutz der Pilze betreffend, ist komplex. Es gilt der Grundsatz, dass Pilze generell Eigentum des Waldbesitzers sind. Das Sammeln für den Eigenbedarf ist jedoch erlaubt, sofern es die Waldeigentümer nicht ausdrücklich untersagen, beschränken oder ein Entgelt dafür verlangen. Ein Verbot ist an entsprechender Beschilderung erkennbar.

Das für ganz Österreich geltende Forstgesetz von 1975 verbietet die unbefugte Mitnahme von mehr als 2 kg Pilzen pro Tag, außerdem die Durchführung oder Teilnahme an Pilz- oder Beerensammelveranstaltungen.

Es gibt kein bundesweit einheitliches Naturschutzgesetz, sondern neun verschiedene Landesnaturschutzgesetze, da Naturschutz nach der Verfassung in die Kompetenz der Länder fällt. Beim Pilzsammeln sind daher neben dem Forstgesetz die jeweiligen Landesgesetzgebungen zu berücksichtigen. In Schutzgebieten (Nationalparks, Naturparks, Biosphärenparks u. a.) sind darüber hinaus die jeweiligen individuellen, schutzgebietsbezogenen Regelungen zu beachten wie generelle Sammelverbote oder Wegegebote.

Z. B. **Kärnten** (Rechtsgrundlage: Kärntner Naturschutzgesetz 2002 – K-NSG 2002 (konsolidiert), LGBl. Nr. 79/2002):

> Das Sammeln wildwachsender Pilze in Naturschutzgebieten, Europaschutzgebieten, Kernzonen eines Nationalparks und Naturzonen eines Biosphärenparks ist verboten. Organisierte Veranstaltungen zum Sammeln von wildwachsenden Pilzen sind nicht zulässig. Wildwachsende Pilze, die nicht gemäß § 2 Abs. 1 ganzjährig vollkommen geschützt sind, dürfen ganzjährig nur zum Eigengebrauch in einer Zeit von 7 bis 18 Uhr und in einer Gesamtmenge von höchstens zwei Kilogramm pro Person und Tag gesammelt werden.

Z. B. **Oberösterreich** (Oö. Artenschutzverordnung, LGBl. Nr. 68/2019):

Über allgemeine Bestimmung hinausgehend wurden folgende Pilzarten vollkommen unter Schutz gestellt:

Bischofsmütze (*Gyromitra infula*)

Brätling (*Lactifluus volemus*)

Juchten-Ellerling (*Cuphophyllus russocoriaceus*)

Riesenbovist (*Calvatia gigantea*)

Schönfuß-Röhrling (*Caloboletus calopus*)

Sumpf-Haubenpilz (*Mitrula paludosa*)

Zitzen-Stielbovist (*Tulostoma brumale*)

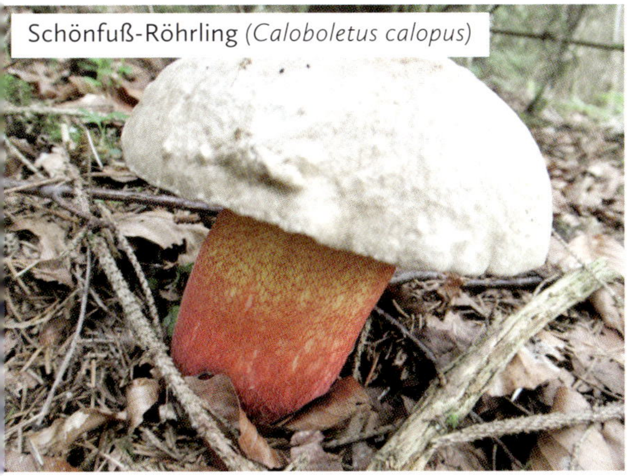
Schönfuß-Röhrling *(Caloboletus calopus)*

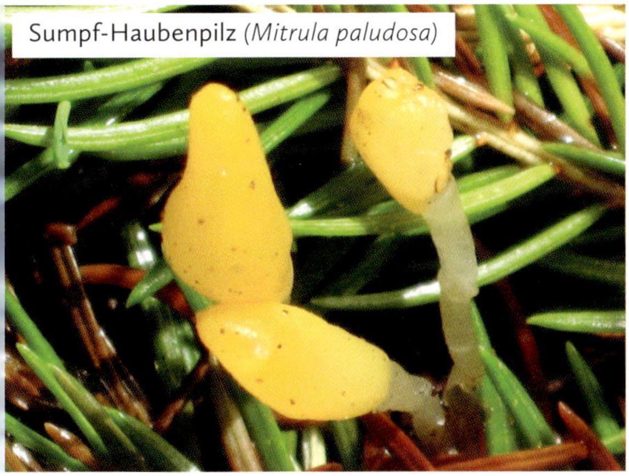
Sumpf-Haubenpilz *(Mitrula paludosa)*

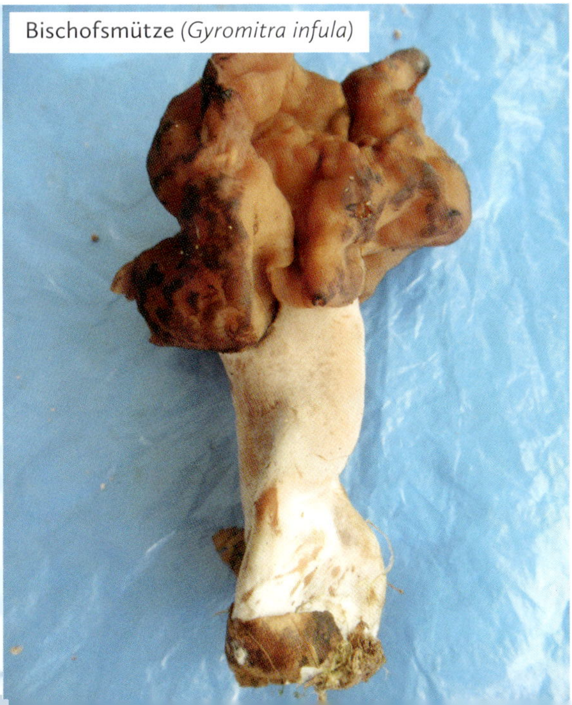
Bischofsmütze *(Gyromitra infula)*

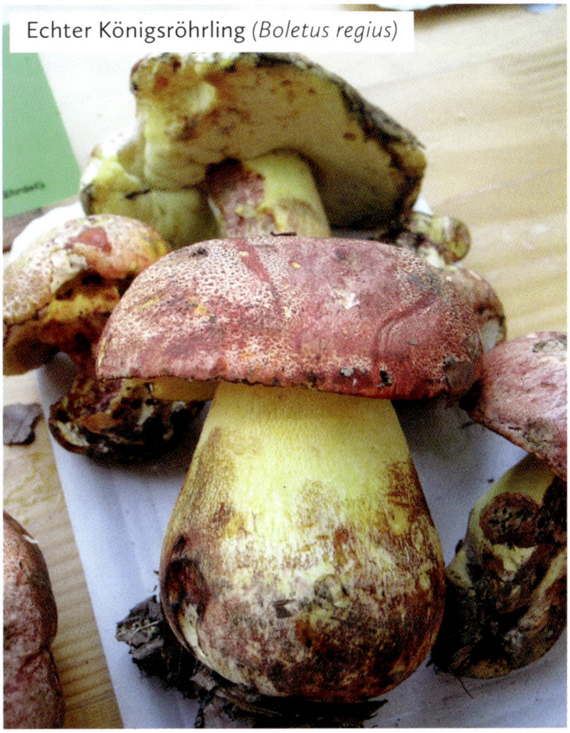
Echter Königsröhrling *(Boletus regius)*

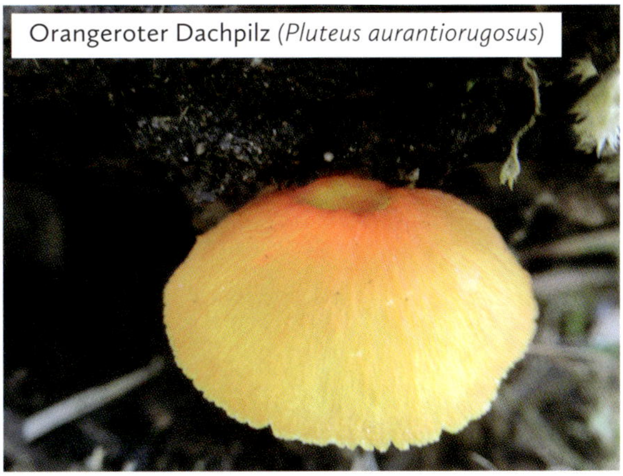
Orangeroter Dachpilz *(Pluteus aurantiorugosus)*

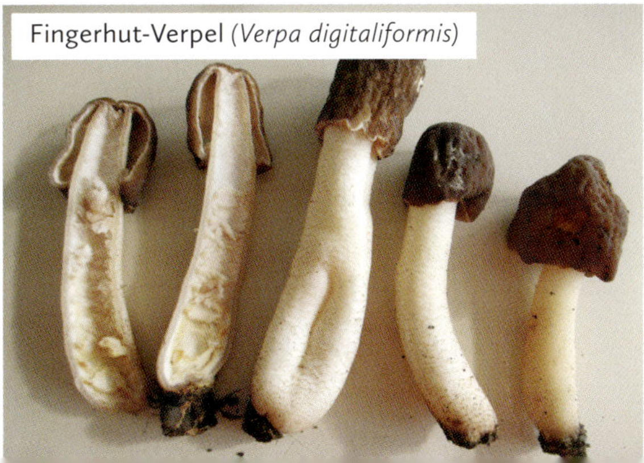
Fingerhut-Verpel *(Verpa digitaliformis)*

Schweiz

In der **Schweiz** ist es lt. Verordnung über den Natur- und Heimatschutz (NHV) von 1991 untersagt, unberechtigt geschützte Pilzarten (Art. 20, Abs.1) zu pflücken, auszugraben, auszureißen, wegzuführen, anzubieten, zu verkaufen, zu kaufen oder zu vernichten, Letzteres insbesondere durch technische Eingriffe.

Folgende Pilze sind geschützt:

Arven-Röhrling (*Suillus plorans*)

Amethystfarbige Koralle (*Clavaria zollingeri*)

Echter Königsröhrling (*Boletus regius*)

Fingerhut-Verpel (*Verpa digitaliformis*)

Gelbblättriger Karminschwärzling (*Lyophyllum favrei*)

Gelber Schuppenwulstling (*Squamanita schreieri*)

Krokodil-Ritterling (*Tricholoma caligatum, Tricholoma nauseosum*)

Lärchen-Baumschwamm (*Lariciformis officinalis*)

Orangeroter Dachpilz (*Pluteus aurantiorugosus*)

Riesen-Ritterling (*Tricholoma colossum*)

Rosaroter Saftling (*Hygrocybe calyptriformis*)

Violettfleischiger Braunsporstacheling (*Sarcodon joeides*)

Die Zeiten und Mengen, in denen Pilze sammeln gestattet ist, regeln die einzelnen Kantonsbestimmungen. Diese sind sehr divers und man sollte sich vorab genau informieren, wie viel, wann und wo das Sammeln erlaubt ist. Unterstützend gibt es auch Hinweisschilder in der Landschaft.

Auch hier existieren Rote Listen, die seit etwa 50 Jahren geführt werden.

Pilzschutz in der Schweiz

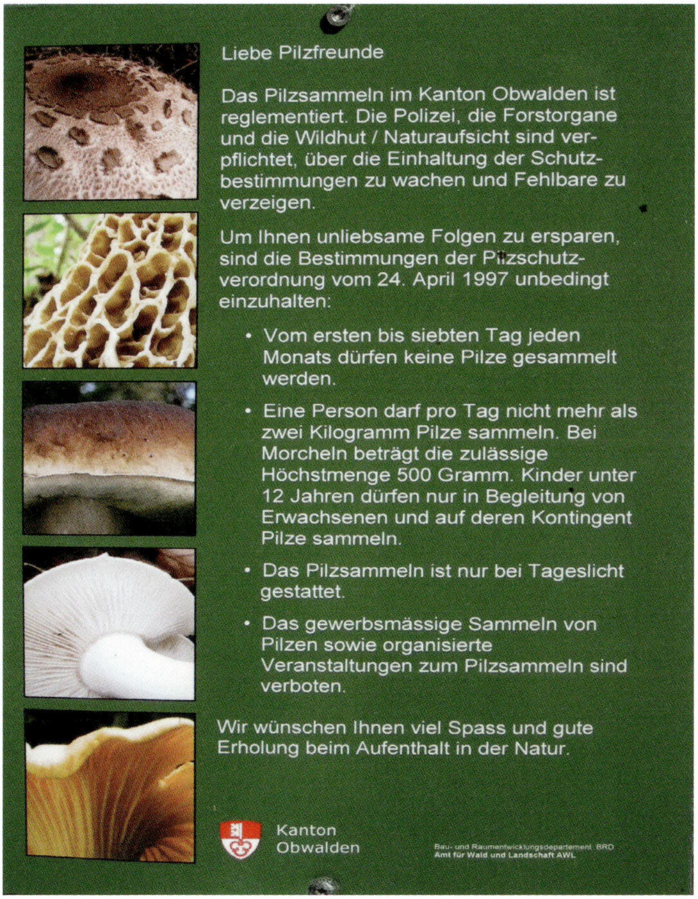

Liebe Pilzfreunde
Das Pilzsammeln im Kanton Obwalden ist reglementiert. Die Polizei, die Forstorgane und die Wildhut / Naturaufsicht sind verpflichtet, über die Einhaltung der Schutzbestimmungen zu wachen und Fehlbare zu verzeigen.
Um Ihnen unliebsame Folgen zu ersparen, sind die Bestimmungen der Pilzschutzverordnung vom 24. April 1997 unbedingt einzuhalten:
• Vom ersten bis siebten Tag jeden Monats dürfen keine Pilze gesammelt werden.
• Eine Person darf pro Tag nicht mehr als zwei Kilogramm Pilze sammeln. Bei Morcheln beträgt die zulässige Höchstmenge 500 Gramm. Kinder unter 12 Jahren dürfen nur in Begleitung von Erwachsenen und auf deren Kontingent Pilze sammeln.
• Das Pilzsammeln ist nur bei Tageslicht gestattet.
• Das gewerbsmässige Sammeln von Pilzen sowie organisierte Veranstaltungen zum Pilzsammeln sind verboten.
Wir wünschen Ihnen viel Spass und gute Erholung beim Aufenthalt in der Natur.
Kanton Obwalden
Bau- und Raumentwicklungsdepartement BRD
Amt für Wald und Landschaft AWL

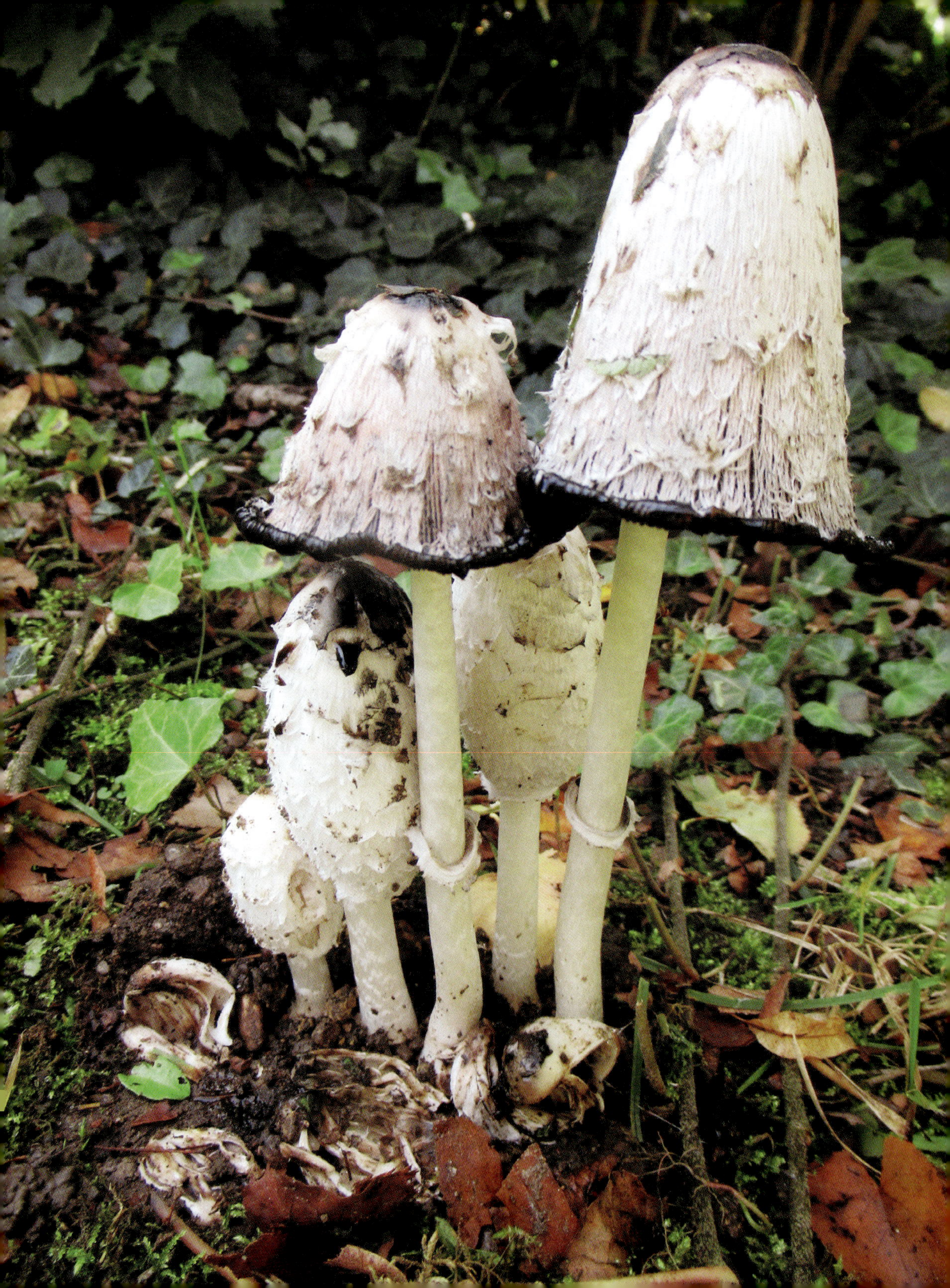

Pilzporträts

ohne tödlich giftige und geschützte Arten

Die Auswahl der Arten umfasst in der Literatur oft genannte, sowohl heimische als auch exotische, häufige und seltene Arten, die gut kenntlich sind und sich zum Teil auch züchten lassen.

Die verwendeten wissenschaftlichen Namen entsprechen nicht der tagesaktuellen molekularen Systematik, sondern orientieren sich an derzeit populären Pilzbüchern (siehe Literatur), um einen einfachen Zugang für jedermann zu ermöglichen und die Handhabung praktikabel zu gestalten. Gleiches gilt für die populären Pilznamen und Artbezeichnungen. Bitte beachten Sie, dass diese lokal sehr stark variieren.

Die Angabe der Inhaltsstoffe erhebt keinen Anspruch auf Vollständigkeit. Wir beziehen uns hauptsächlich auf Angaben von GUTHMANN 2024. Auch umfängliche Erläuterungen hierzu findet man in dieser Quelle.

Zu den folgenden beschriebenen Pilzarten lassen sich zahlreiche Verwendungsmöglichkeiten ausprobieren. Siehe dazu Kapitel Darreichungsformen und Zubereitungen. Angegeben ist jeweils die naheliegendste und einfachste Methode für die jeweilige Art.

Finden Sie tatsächlich in Deutschland seltene oder gefährdete Arten, wie den Igelstachelbart, freuen Sie sich des seltenen Fundes, lassen Sie ihn aber unbedingt stehen und machen Sie ein Erinnerungsfoto. Einige der in der Natur raren Pilzarten kann man mit etwas Übung selbst anbauen.

AUSTERNSEITLING

Pleurotus ostreatus

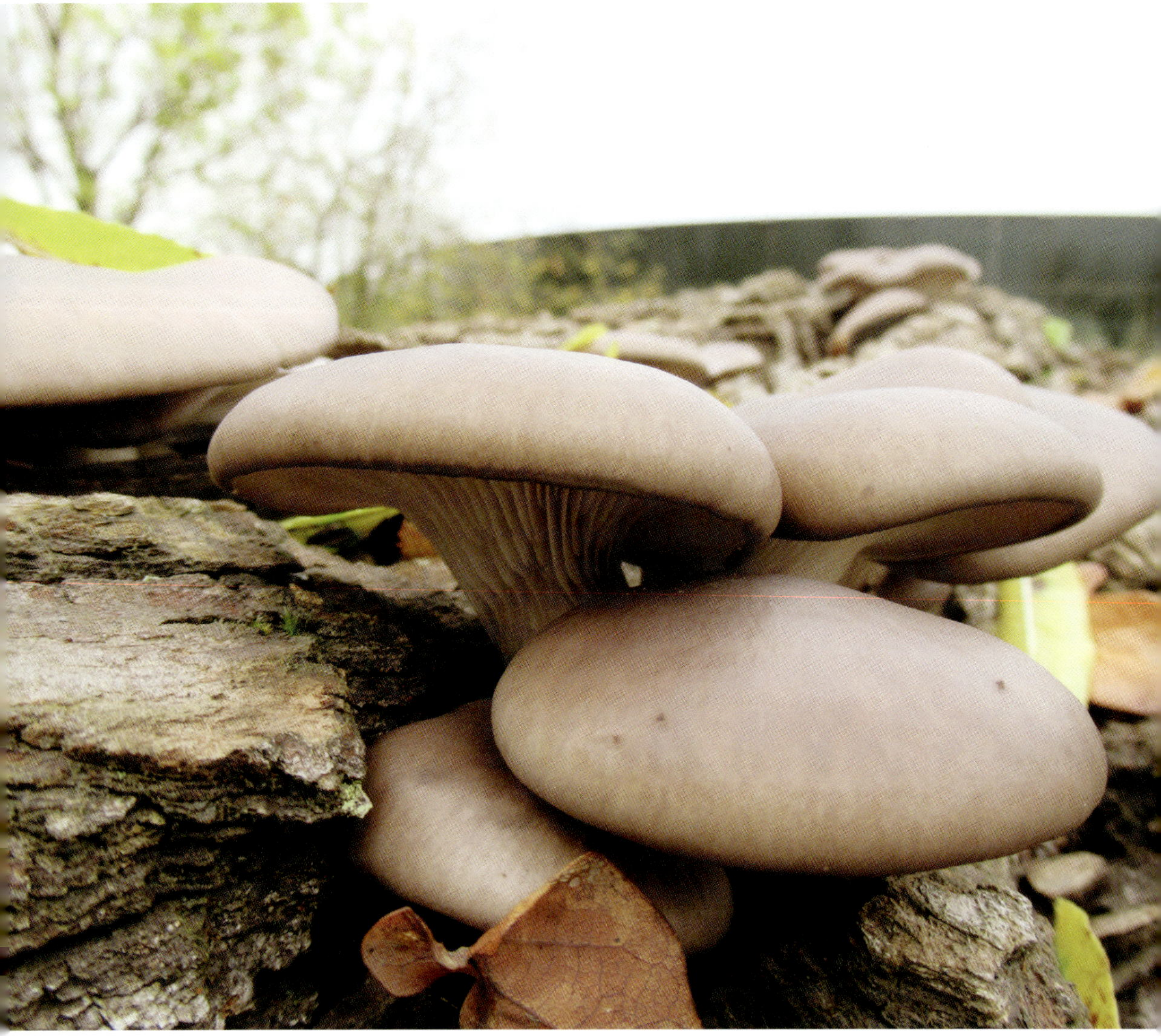

Vorkommen	Oktober bis Februar; nach den ersten Frösten, typischer Winterpilz; vor allem an Laubholz, seltener Nadelholz; nordhemisphärisch verbreitet; in Buchengebieten nicht selten
Lebensweise	Schwächeparasit und Zersetzer Weißfäuleerreger
Ökologie	zoophag: fängt Fadenwürmer (Nematoden) und nutzt diese als zusätzliche Nährstoffquelle; besonders attraktiv für Pilzmücken
Merkmale	Fruchtkörper in dachziegelartigen Büscheln übereinander stehend (wie Austernbänke); muschelförmiger Hut, 5–20 cm Durchmesser; oberseits glatt, grau-braun; Hutrand nach unten gebogen; seitlich gestielt; Stielbasis weißfilzig; unterseits grau-weißliche, etwas herablaufende Lamellen; weißliches Sporenpulver; Geruch und Geschmack angenehm pilzig
Speisewert	roh giftig (Hämolyse durch Lektine); gut gegart essbar
ähnliche Arten	Lungenseitling (*Pleurotus pulmonarius*), Rillstieliger Seitling (*Pleurotus cornucopiae*), Berindeter Seitling (*Pleurotus dryinus*) und Kräuterseitling (*Pleurotus eryngii*) sowie Gelbstieliger Muschelseitling (*Panellus serotinus*), für die (lt. GUTHMANN 2024) ähnliche Eigenschaften angenommen werden können

Wissenswertes	zählt zu den zoophagen, genauer nematophagen Pilzarten; Fruchtkörperbildung wird durch tiefe Temperaturen initiiert
Inhaltsstoffe	Vitamin B2, B3, B5 und C; Ergosterol; Lektine
Verwendung	gut gegart zum Verzehr
Qualitätsmerkmale frischer Fruchtkörper	Fruchtkörper kompakt; feste Konsistenz; Geruch angenehm pilzig; frei von Schädlingen; nicht gefroren
Anbau (siehe auch Seite 105)	seit über 100 Jahren; erste Versuche 1897 in Frankreich; weltweit; unkomplizierte Kultur auf verschiedensten Substraten möglich; max. 70 g Fruchtkörper pro 100 g Substrat; Kultur rund ums Jahr möglich durch verschiedene temperaturadaptierte Zuchtstämme; Myzel als Verpackungsmaterial kultiviert; Vorsicht beim Einatmen großer Sporenmengen, kann zu allergischen Reaktionen und asthmatischen Beschwerden kommen

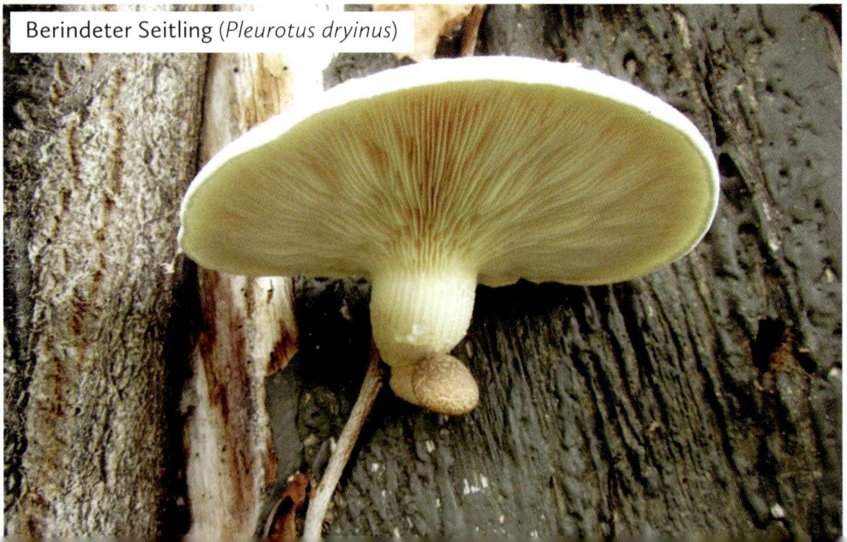

Berindeter Seitling (*Pleurotus dryinus*)

BIRKENPORLING

Piptoporus betulinus

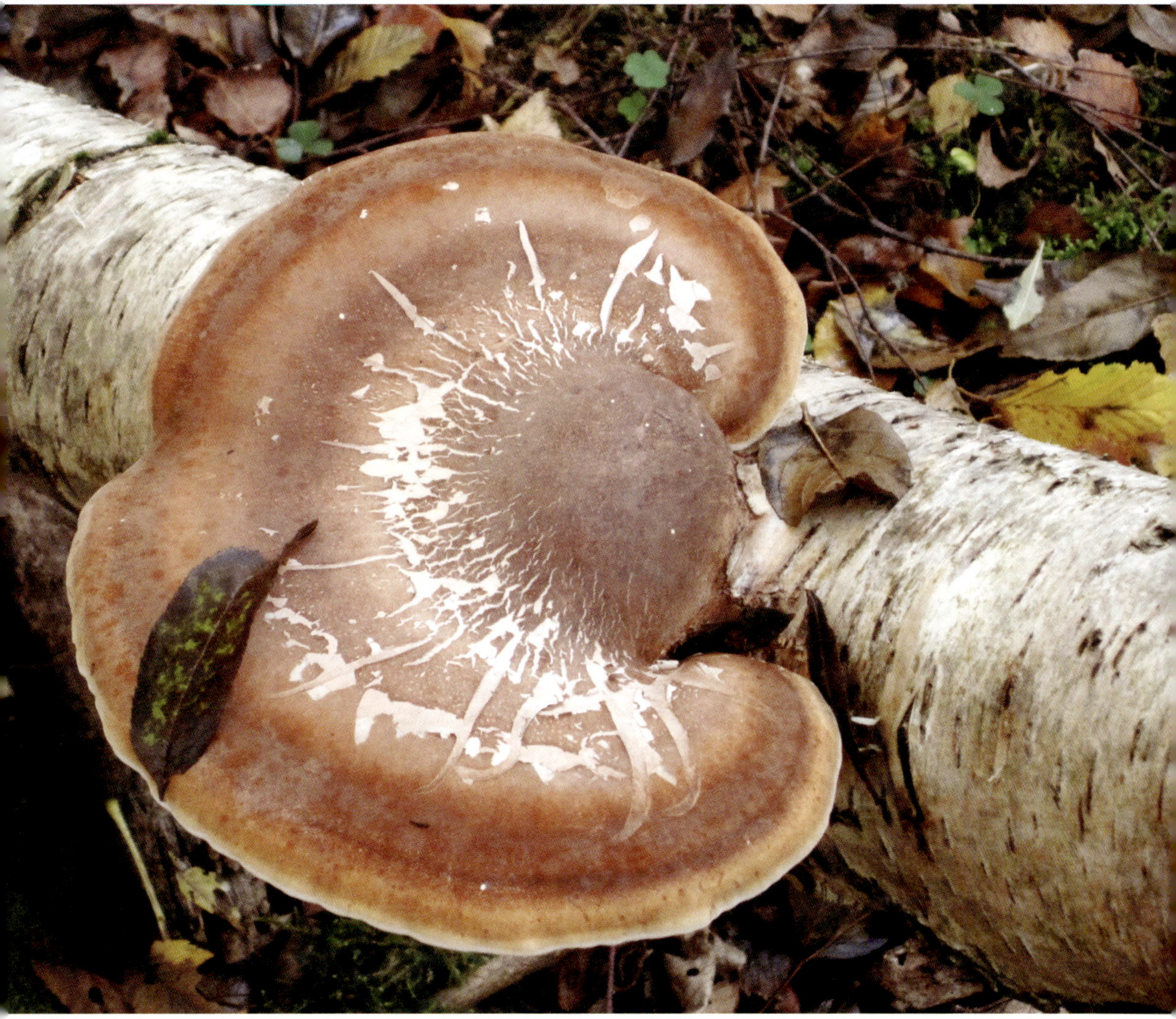

Vorkommen	nordhemisphärisch verbreitet; ausschließlich an Birke; in Birkengebieten nicht selten; von August bis Oktober frisch wachsend; ganzjährig zu finden
Lebensweise	Schwächeparasit/Zersetzer; Braunfäuleerreger
Ökologie	Fruchtkörper erscheinen erst nach Absterben des befallenen Holzes; Fruchtkörper kurzlebig, einjährig; sehr attraktiv für diverse Insekten, z. B. Gelbbindiger Schwarzkäfer (*Diaperis boleti*) oder Kornmotte (*Nematopogon granella*); in Zersetzung befindliche Fruchtkörper dienen dem Kissenpustelpilz (*Hypocrea pulvinata*) als Lebensgrundlage
Merkmale	Fruchtkörper jung rundlich-knollig, später halbkreisförmig, konsolenartig ausgebreitet; mit kleiner Ansatzstelle (Myzelialkern) am anfangs stehenden, später liegenden Holz; 10–30 cm im Durchmesser; oberseits ledrig, bräunlich, unterseits cremeweiß; abgerundeter Rand; im Innern schneeweiß; Konsistenz frisch zäh und fest, getrocknet sehr hart; Porenschicht kurz, gut abtrennbar; Poren englumig/feinporig, rundlich; Sporenpulver weiß; Geruch leicht säuerlich; Geschmack bitter
Speisewert	ungenießbar

Kissenpustelpilz (*Hypocrea pulvinata*) an Birkenporling

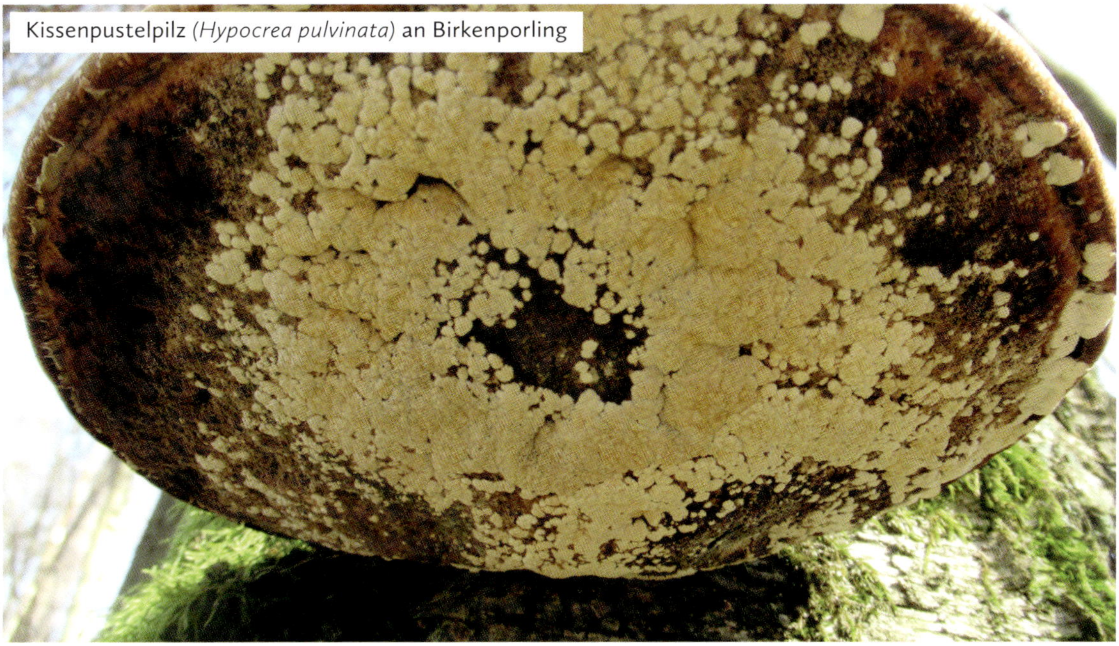

Zimtfarbener Weichporling (*Hapalopilus nidulans*)

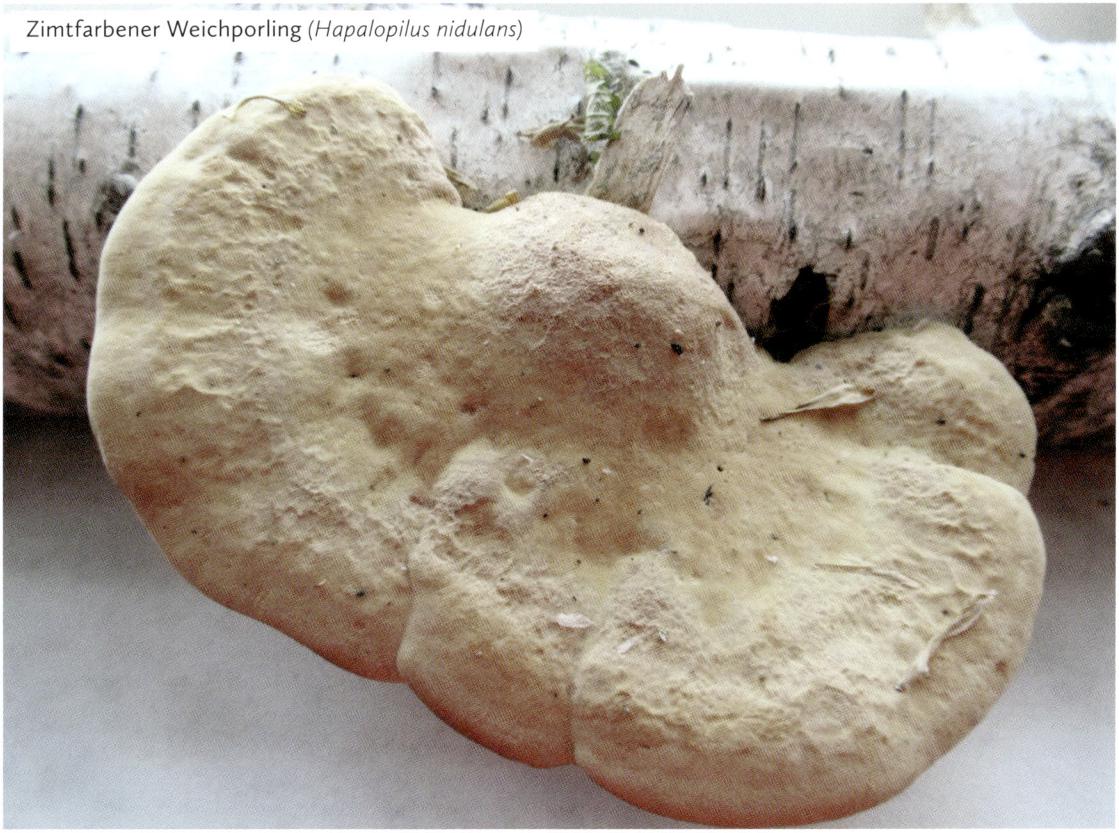

ähnliche Arten	Eichenzungenporling (*Piptoporus quercinus*) an Eiche, an Birke Zimtfarbener Weichporling (*Hapalopilus nidulans*)
Wissenswertes	bearbeitetes Stück bei Gletschermumie Ötzi gefunden; sehr gut zur Papierherstellung geeignet; lässt sich in frischem Zustand gut schneiden; schlecht bzw. nur kurz haltbar wegen Insektenbefall; bei Bestrahlung mit Blaulicht Gelbfluoreszenz
Inhaltsstoffe	Agaricin und Agaricinsäure: bitter; Betulin und Betulinsäuren; Piptamin; Polyporsäuren
Verwendung	frisch oder getrocknet als Tee
Qualitätsmerkmale frischer Fruchtkörper	ganzer Fruchtkörper zäh-elastisch (lässt sich gut mit dem Messer schneiden); Porenschicht unterseits schneeweiß; frei von jeglichem Insektenbefall (keine Farbveränderungen, Tiere oder Minen (Fraßgänge) innen und außen)
Anbau	keine Kultur von Fruchtkörpern

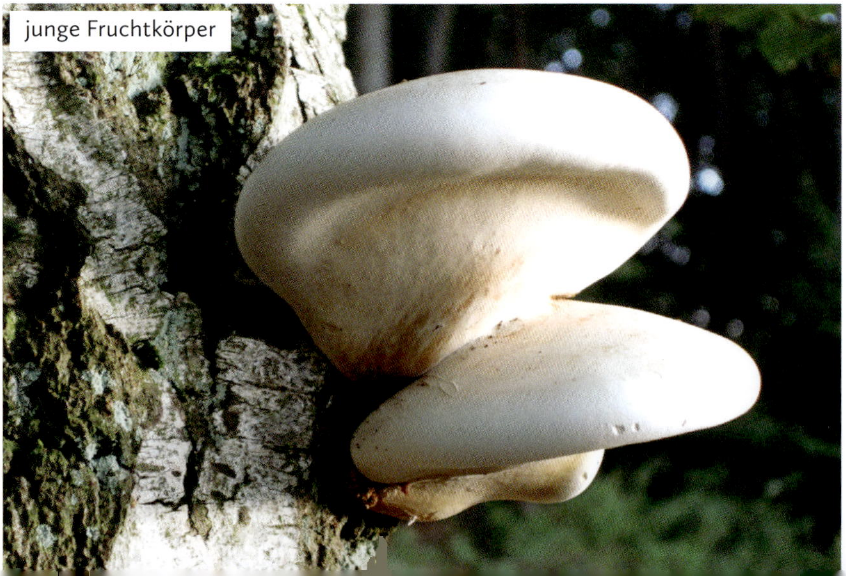
junge Fruchtkörper

CHAMPIGNONS

Agaricus spp.

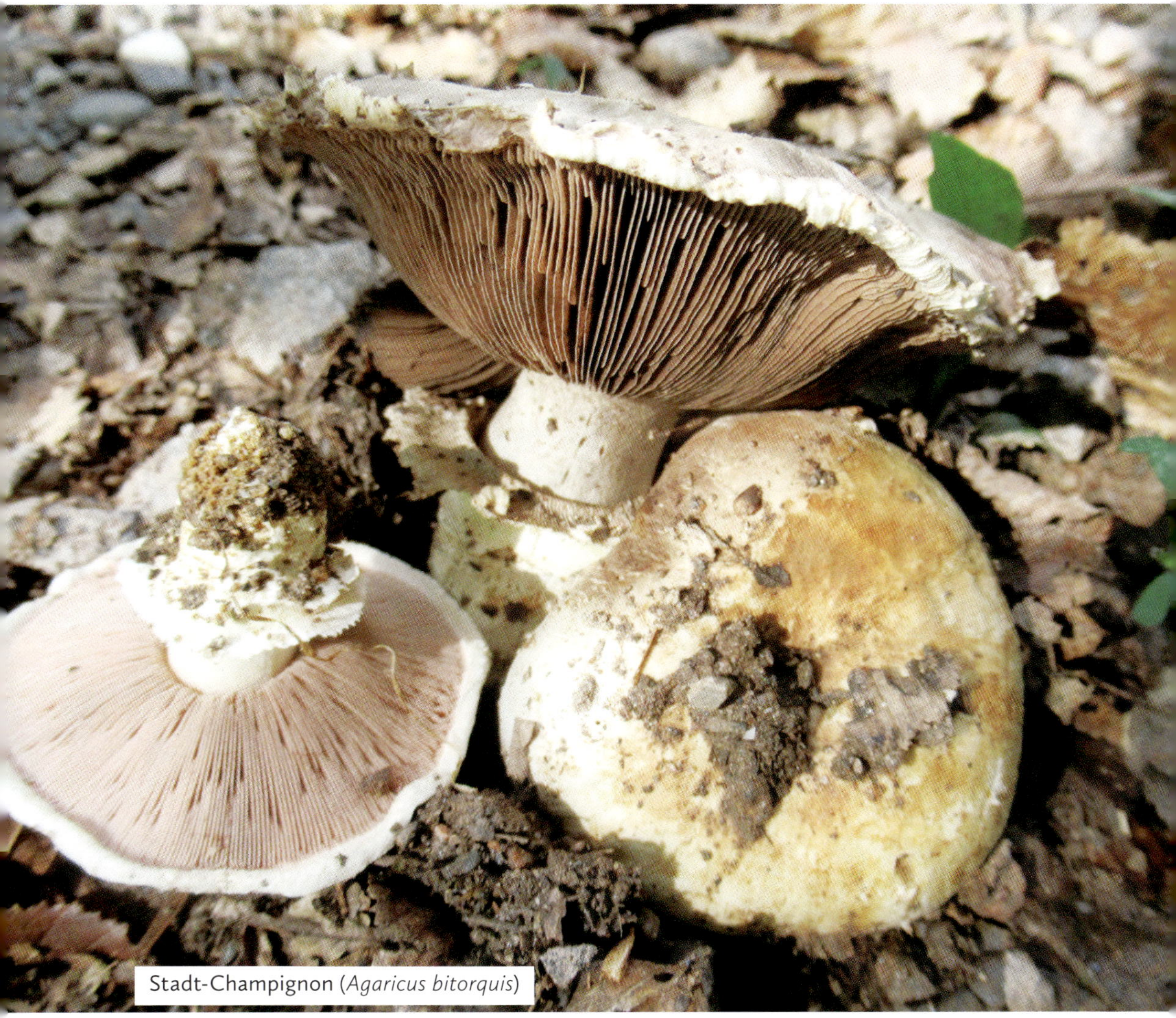

Stadt-Champignon (*Agaricus bitorquis*)

Vorkommen	von Mai bis September; auf ungedüngten Wiesen, an grasigen Stellen, in Gärten, Parks und Wäldern; nicht selten; weltweit außer Afrika
Lebensweise	Saprobionten (Streuzersetzer)
Ökologie	bildet oft Hexenringe
Merkmale	Fruchtkörper können je nach Art röten oder gilben; einzeln oder in Gruppen; weiß bis braun geschuppte Hüte, anfangs halbkugelig geschlossen, im Alter tellerartig ausgebreitet; Huthaut glatt oder mit Schuppen; weiße, glatte Stiele mit Ring; Stielbasis oft unsymmetrisch und mit Bodenanhaftungen; freie Lamellen anfangs rosa, später schokoladenbraun bis schwarz; Sporenpulver dunkelbraun; Geruch pilzartig, auch nach Anis oder unangenehm phenolartig; Geschmack mild bis nussig, im Alter unangenehm intensiv (brennig)
Speisewert	viele Arten essbar, einige giftig
ähnliche Arten	Egerlingsschirmlinge (*Leucoagaricus sp.*), Karbolegerling (*Agaricus xanthoderma*)
Wissenswertes	weltweit am meisten angebauter Pilz; in Frankreich ist die Gattung gleichbedeutend mit der allgemeinen Bezeichnung für Pilz; Fruchtkörper oft madig
Inhaltsstoffe	Chitosan; Mannitol; alle B-Vitamine; Agaritin; Lektine

Verwendung	frisch, gut gegart als Speisepilz
Qualitätsmerkmale frischer Fruchtkörper	Hüte halbkugelig; geschlossene Teilhülle (Lamellen nicht sichtbar); Lamellen leicht rosagrau; frei von Maden; Geruch leicht pilzig
Anbau (siehe auch Seite 105)	Anbau auf Pferdemist seit 1630 in Frankreich; 1930 erstmals Körnerbrut in Deutschland hergestellt; anspruchsvollere Kultur von *A. bisporus*, auf Kompost im Garten oder Fertigkulturen im Haus; Zuchtpilze weltweit und ganzjährig im Handel

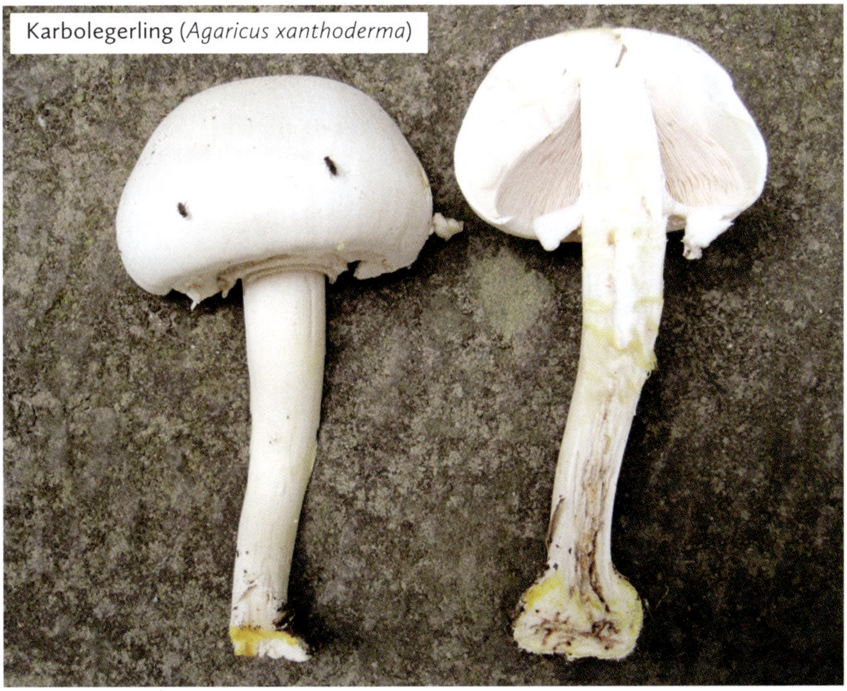
Karbolegerling (*Agaricus xanthoderma*)

EICHHASE

Polyporus umbellatus

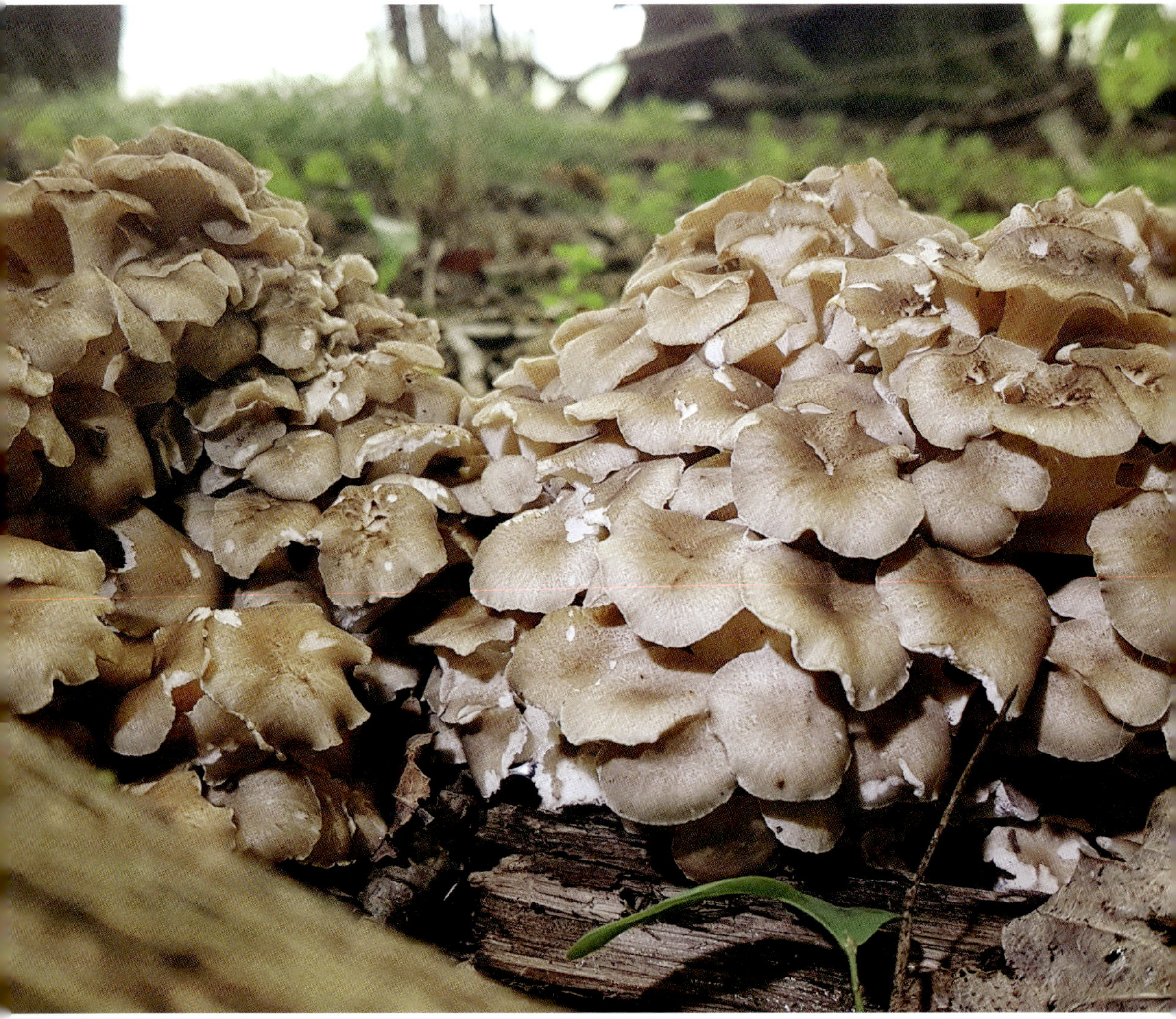

Vorkommen	von Juni bis Oktober; an der Stammbasis oder Stümpfen von Eiche oder Buche; in Nordamerika, Europa und Asien beheimatet; selten
Lebensweise	Parasit und Saprobiont an Laubbäumen; Weißfäuleerreger
Ökologie	bildet im Boden oberflächennah (10–15 cm tief) braun-schwarzes, ca. 10 cm großes, rundliches Sklerotium, aus dem verzweigter Fruchtkörper entspringt; dieses kann mehrere Jahre relativ kurzlebige Fruchtkörper hervorbringen; Sklerotien umschließen Baumwurzeln; die Gemeinschaft mit Hallimasch-Rhizomorphen (*Armillaria sp.*) ist bislang nicht geklärt
Merkmale	Durchmesser des gesamten Fruchtkörpers bis zu 50 cm; Höhe 10–20 cm; vielzählige, zentral gestielte Hüte, bis 5 cm im Durchmesser; bräunlich überfaserte Hüte mit nabelig vertiefter Mitte; Hutrand unregelmäßig, wellenartig geschwungen, nicht selten nach oben gewölbt; weiße, herablaufende Poren auf der Unterseite; sich verästelnder, zentraler Stiel, der über 100 Hüte tragen kann; Stielbasis schwarz; Sporenpulver weiß; Geruch unangenehm, getrocknet nach Mäusen; Geschmack jung mild, im Alter bitter
Speisewert	jung essbar
ähnliche Arten	Klapperschwamm (*Grifola frondosa*), siehe nächste Seite

Wissens-wertes	Strunk und Hüte sind zäh
Inhaltsstoffe	Cerebronsäure; B-Vitamine; Ergosterol (Vorstufe von Vitamin D2); Ergon; verschiedene Anthrachinone
Verwendung	Speisepilz, als Seltenheit zu schonen; kultivierte Fruchtkörper und vor allem Sklerotien (Zhu Ling) getrocknet und pulverisiert als Tee
Qualitäts-merkmale frischer Fruchtkörper	angenehmer Geruch; kompakte Hüte mit fester Konsistenz; frei von Insekten- oder Schimmelbefall
Anbau (siehe auch Seite 105)	in China Anbau der Sklerotien unter geeigneten Bäumen (nach Art der französischen Truffiere) (s. GUTHMANN 2024)

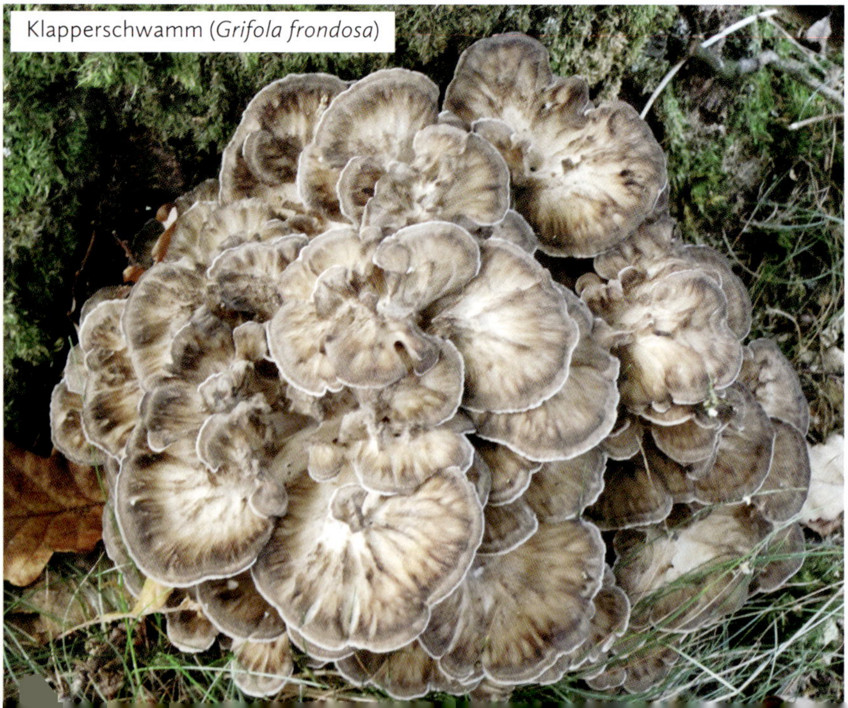
Klapperschwamm (*Grifola frondosa*)

FICHTENPORLING

Fomitopsis pinicola

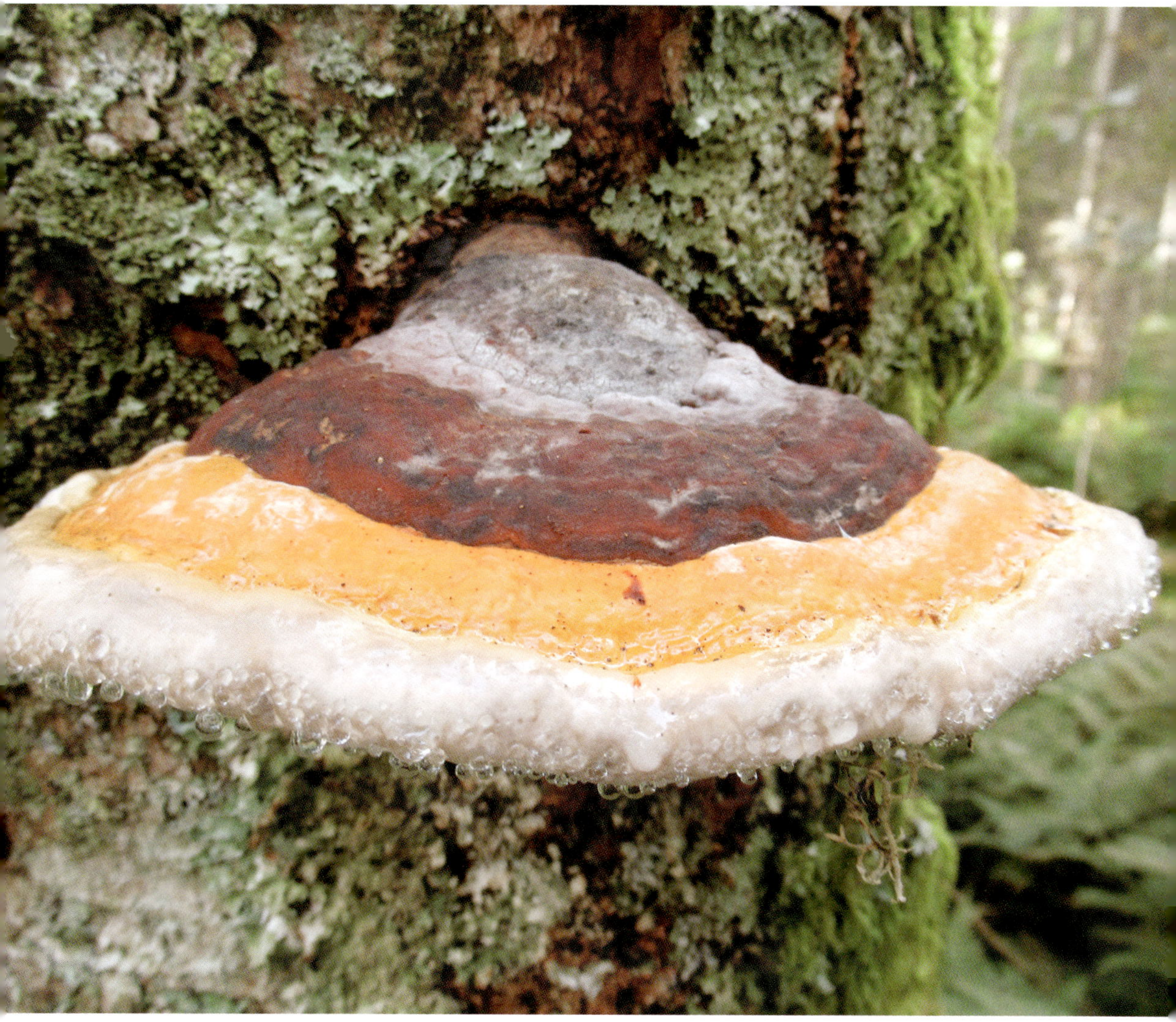

Vorkommen	ganzjährig; vor allem auf Nadel-, aber auch Laubholzarten (Fichte, Buche, Birke); verbreitet in Nordamerika, Europa und Asien; in Deutschland wohl häufigste Art überhaupt
Lebensweise	Zersetzer und Parasit; Braunfäuleerreger
Ökologie	mehrjährige Fruchtkörper; Fruchtkörper selten einzeln erscheinend, oft mehrere; sowohl an liegendem als auch stehendem Holz
Merkmale	breit angewachsene, konsolenförmige, mehrjährige Fruchtkörper; bis zu 60 cm Durchmesser; oberseits typisch farblich zoniert: außen beige-gelbliche Zuwachskante, gefolgt von rötlich-oranger Mittelzone und innen dunkel grauschwarzer Bereich; jung zäh, korkartig, später holzhart; Poren unterseits cremefarben, rundlich und englumig; Sporenpulver weiß; Geruch unangenehm säuerlich-muffig; Geschmack bitter; junge und alte Fruchtkörper äußerlich oft sehr verschieden

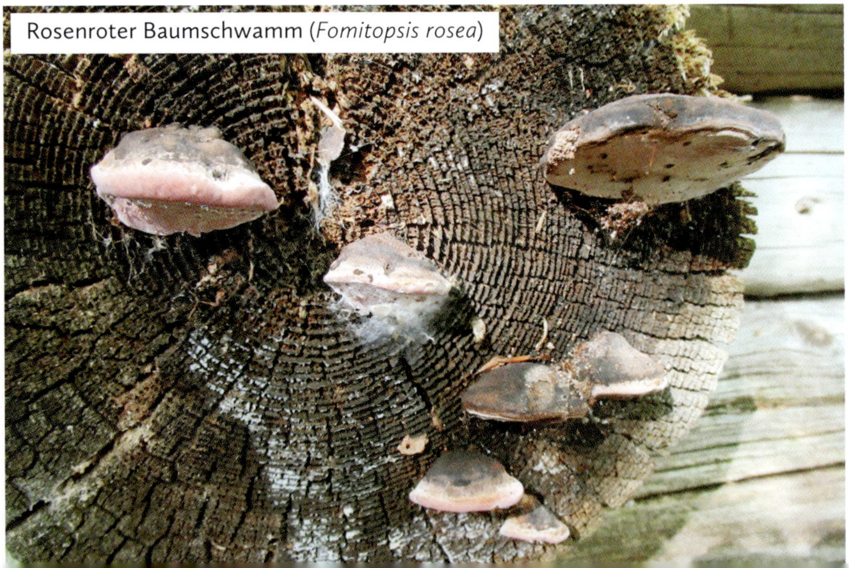
Rosenroter Baumschwamm (*Fomitopsis rosea*)

Speisewert	ungenießbar
ähnliche Arten	Rosenroter Baumschwamm (*Fomitopsis rosea*), Glänzender Lackporling (*Ganoderma lucidum*)
Wissenswertes	wird auf Grund seiner Farbgebung auch **Rotrandiger Baumschwamm** oder **Deutschlandpilz** genannt; wird von Borkenkäfern in speziellen Taschen am Körper verbreitet; obere Kruste schmilzt siegellackartig beim Erhitzen und löst sich in Kaliumhydroxid (KOH) auf; früher in Nordamerika pulverisiert äußerlich zur Blutstillung und bei Entzündungen angewendet; Färbepilz und zur Papierherstellung geeignet **Vorsicht**: Besonders junge Fruchtkörper sind sehr stark harzig und klebrig, verwendetes Werkzeug lässt sich dadurch nur schlecht säubern
Inhaltsstoffe	Fomitopsinsäure; Ergosterol; Fungisteron
Verwendung	frisch oder getrocknet als Tee
Qualitätsmerkmale frischer Fruchtkörper	frei von Schädlingen und Schimmel; zähe Konsistenz, oft Guttationströpfchen abgebend; Fruchtkörper oft noch knollig und komplett von beige-rosiger Farbe
Anbau	wird nicht kultiviert; oft spontan auftretend; gezielter Anbau unnötig, da überall und jederzeit sehr häufig

GLÄNZENDER LACKPORLING

Ganoderma lucidum

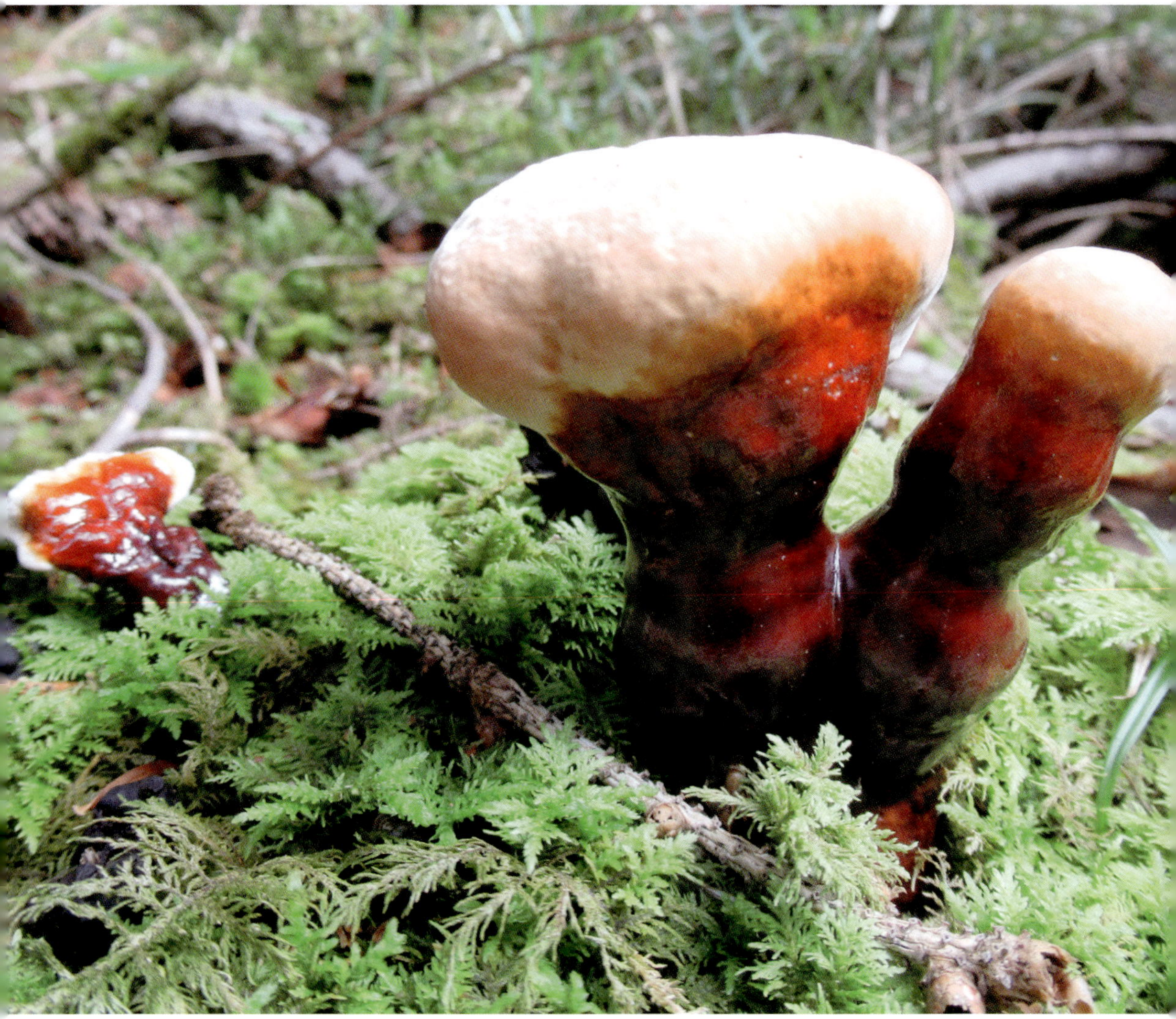

Vorkommen	ganzjährig an Stümpfen oder im Wurzelbereich von Laub- und Nadelholz; weltweit verbreitet
Lebensweise	Saprobiont; Weißfäuleerreger
Ökologie	einjähriger Fruchtkörper; attraktiv für Insekten
Merkmale	meist dezentral gestielter Fruchtkörper; mit oberseits lackartiger Kruste, ebenso am Stiel; Stiel rotbraun, ca. 10 cm lang; konsolenartiger Hut orange-bräunlich gefärbt, mit weißlicher Zuwachskante; etwa 5–15 cm im Durchmesser; Konsistenz zäh, korkartig bis holzig; unterseits helle Porenschicht mit feinen Poren; Sporenpulver braun; Geruch unauffällig; Geschmack bitter
Speisewert	ungenießbar
ähnliche Arten	andere Lackporlinge
Wissenswertes	Glückssymbol in Asien; für den Anbau gilt, nur bestimmte Zuchtstämme (Linien) enthalten Inhaltsstoffe, denen medizinische Wirkung nachgesagt wird (Florian et al 2016), stark substratabhängig; vermutlich besitzen auch verwandte, heimische Arten ähnliche, potenziell gesundheitsfördernde Inhaltsstoffe (lt. Guthmann 2024)
Inhaltsstoffe	Triterpene; Polysaccharide; Proteoglycane; Peptide

Verwendung	frisch oder getrocknet als Tee; zu Dekorationszwecken
Qualitätsmerkmale frischer Fruchtkörper	fest und glänzend; frei von Schimmel und Tieren
Anbau (siehe auch Seite 105)	anspruchsvoll, auf Holz oder Fertigkultur-Substratblöcken; Zuchtform oft geweihförmige Fruchtkörper (ohne Tageslicht)

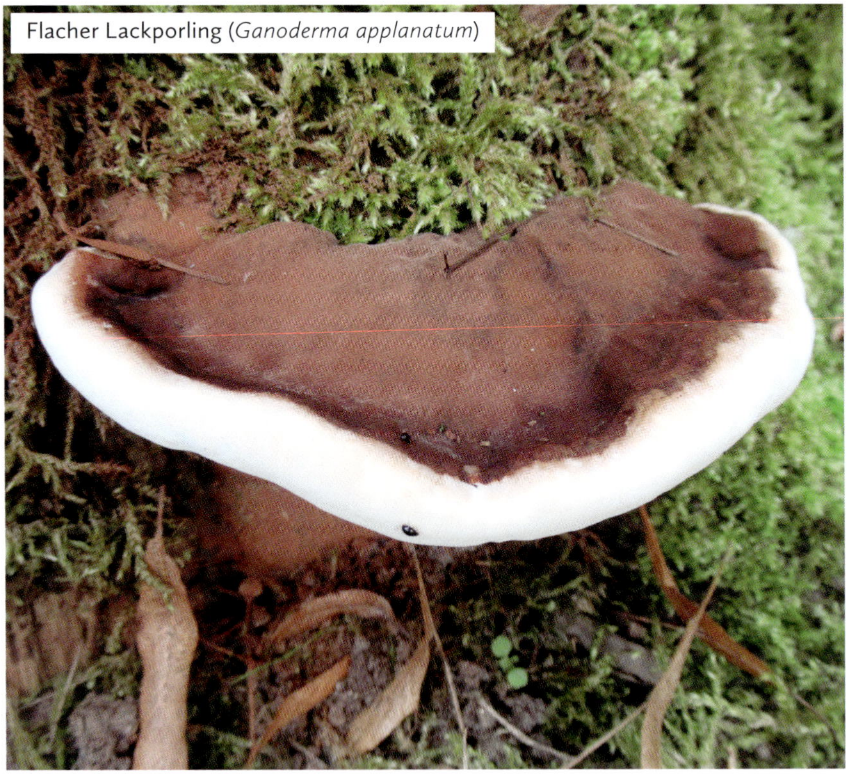

Flacher Lackporling (*Ganoderma applanatum*)

IGELSTACHELBART

Hericium erinaceus

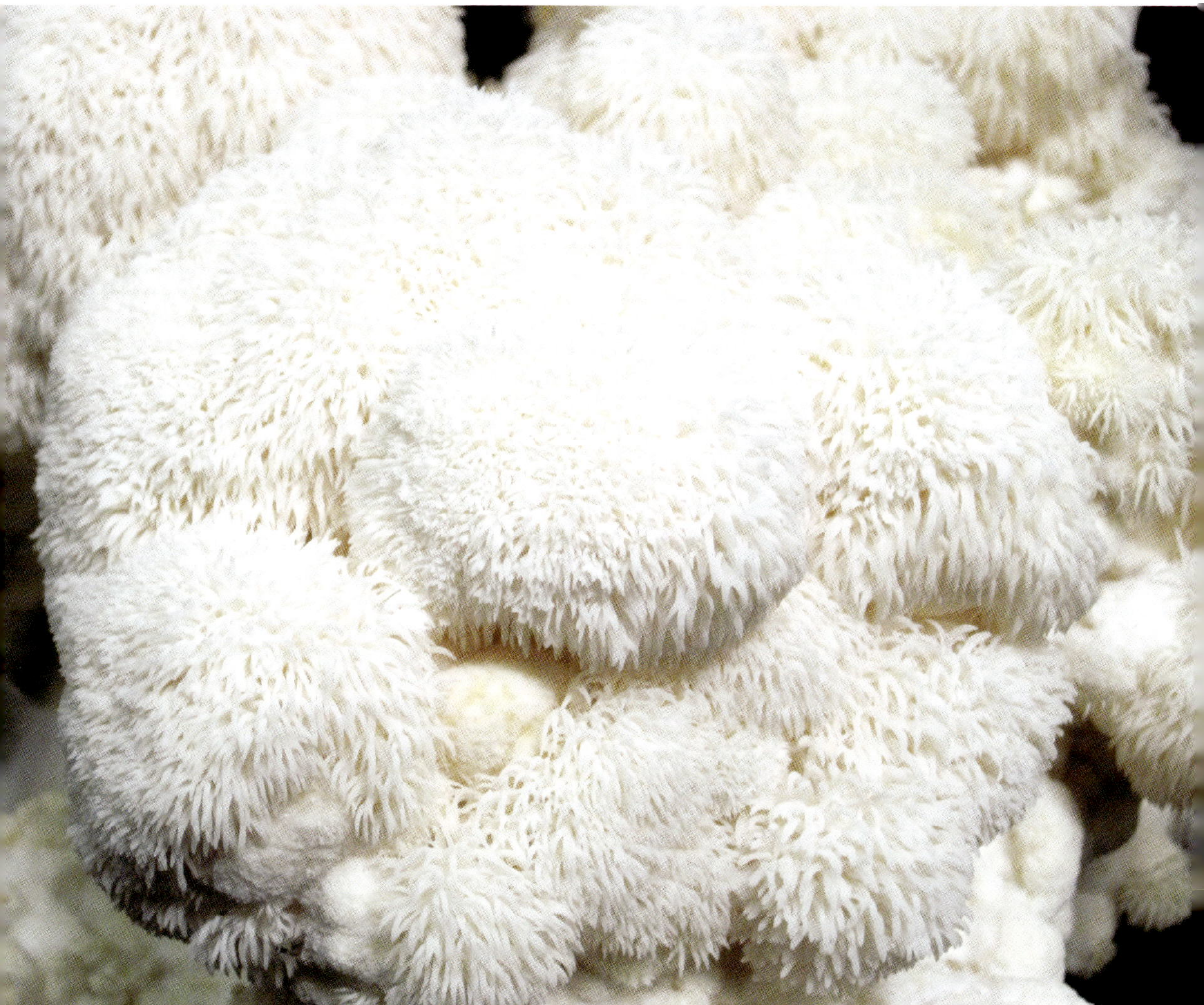

Vorkommen	September/Oktober; an verschiedenen, alten, mächtigen Laubbäumen; selten; nordhemisphärisch verbreitet
Lebensweise	Wundparasit; Weißfäuleerreger
Ökologie	Fruchtkörper kurzlebig
Merkmale	Fruchtkörper aus kompaktem Büschel hängender Stacheln mit zentralem Strunk; 5–25 cm im Durchmesser, weiß; Stacheln 2–5 cm lang; Sporenpulver weiß; Konsistenz zäh-elastisch, faserig; Geruch aromatisch; Geschmack hummerartig, mild, süßlich; Strunk bitter
Speisewert	jung essbar, als Seltenheit zu schonen
ähnliche Arten	Dorniger Stachelbart (*Creolophus cirrhatus*), Dickstacheliger Schwammporling (*Spongipellis pachyodon*)
Wissenswertes	1990 erstmals in Deutschland kultiviert; in der Pilzzucht als Pom-Pom oder Affenkopfpilz bezeichnet; kultivierte Fruchtkörper haben eher ein gelbliches Badeschwamm- oder blumenkohlartiges Aussehen
Inhaltsstoffe	essenzielle Aminosäuren; Benzylalkoholderivate, z. B. Hericenone, Erinacine; Orcinol
Verwendung	frisch oder getrocknet als Speisepilz; Extrakte aus Flüssigmyzelkulturen; in China auch eingesalzen konserviert

Qualitätsmerkmale frischer Fruchtkörper	schneeweiß, keine angetrockneten Spitzen (ocker-bräunliche Verfärbungen)
Anbau	anspruchsvoll, auf Fertigkultur-Substratblöcken oder Holz

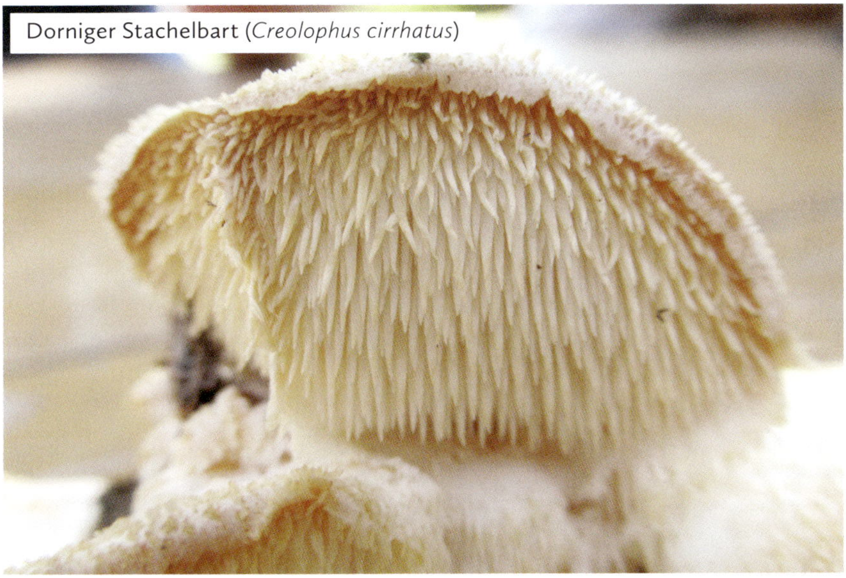
Dorniger Stachelbart (*Creolophus cirrhatus*)

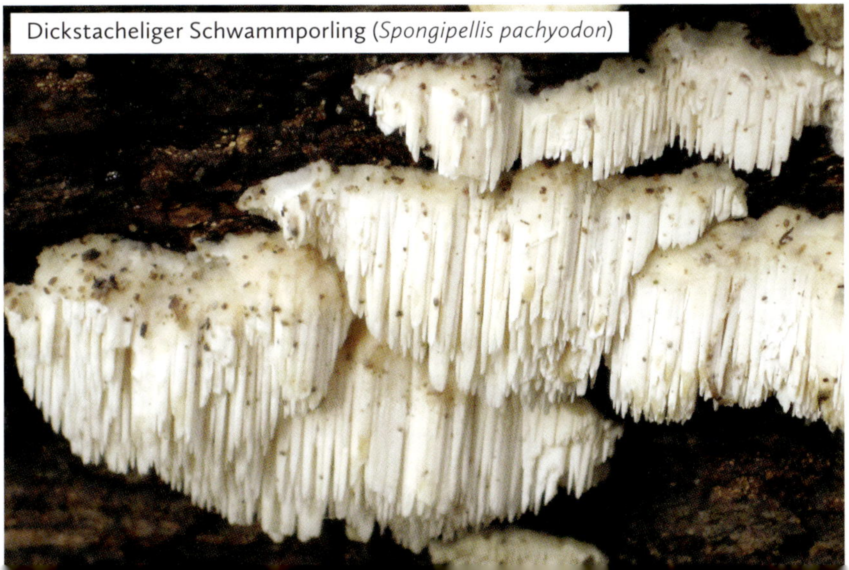
Dickstacheliger Schwammporling (*Spongipellis pachyodon*)

JUDASOHR

Auricularia auricula-judae

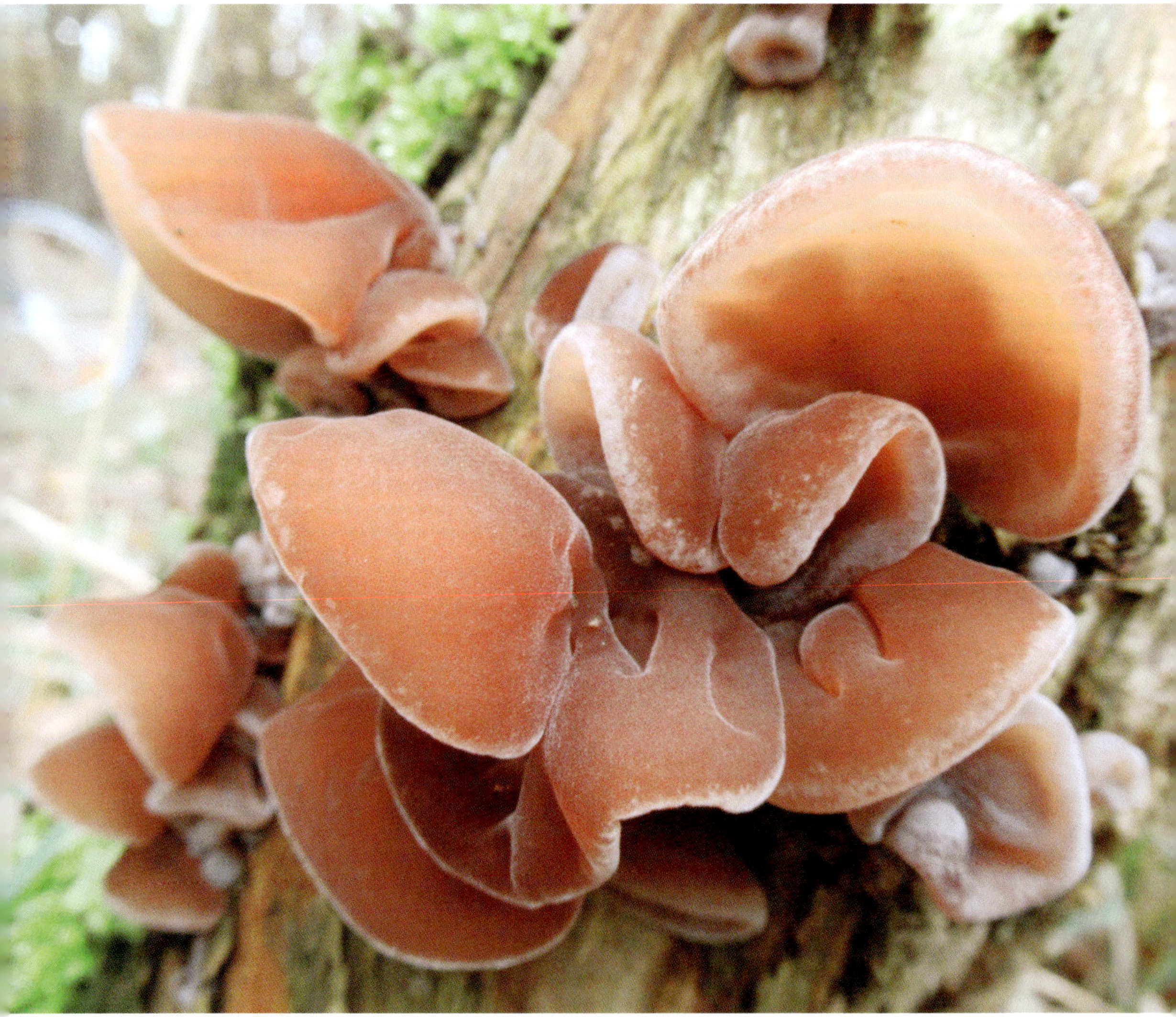

Vorkommen	frisch von Oktober bis März; auf verschiedenen Laubhölzern, bevorzugt alte Holunder und Buche; nordhemisphärisch verbreitet; häufig in der Ebene
Lebensweise	Schwächeparasit, Zersetzer; Weißfäuleerreger
Ökologie	typischer Winterpilz, der Fröste unbeschadet übersteht
Merkmale	muschel- bis ohrförmige, gallertige, frische Fruchtkörper von knorpeliger Konsistenz; direkt dem Holz entspringend, gesellig; meist braun, selten weißlich; ca. 1–6 cm im Durchmesser, etwa 1–3 mm dick; oberseits leicht filzig; Unterseite glatt, mit unregelmäßigen Falten; Sporenpulver weiß; Geruch und Geschmack unauffällig/neutral
Speisewert	essbar
ähnliche Arten	Gezonter Ohrlappenpilz (*Auricularia mesenterica*), siehe nächste Seite
Wissenswertes	verwandte Art *A. polytricha* als Mu-Err oder chinesische Morchel in Asiagerichten; 100 g Frischpilz entsprechen 40 Kilokalorien; getrocknete Fruchtkörper erhalten durch Einlegen in Wasser ihre ursprüngliche Konsistenz zurück
Inhaltsstoffe	Ergosterol; Vitamin B1 (Thiamin)

Verwendung	frisch oder getrocknet als Speisepilz
Qualitätsmerkmale frischer Fruchtkörper	Konsistenz fest-knorpelig, nicht matschig; frei von Schädlingen (Gegenlichtprobe)
Anbau	auf Fertigsubstratblöcken

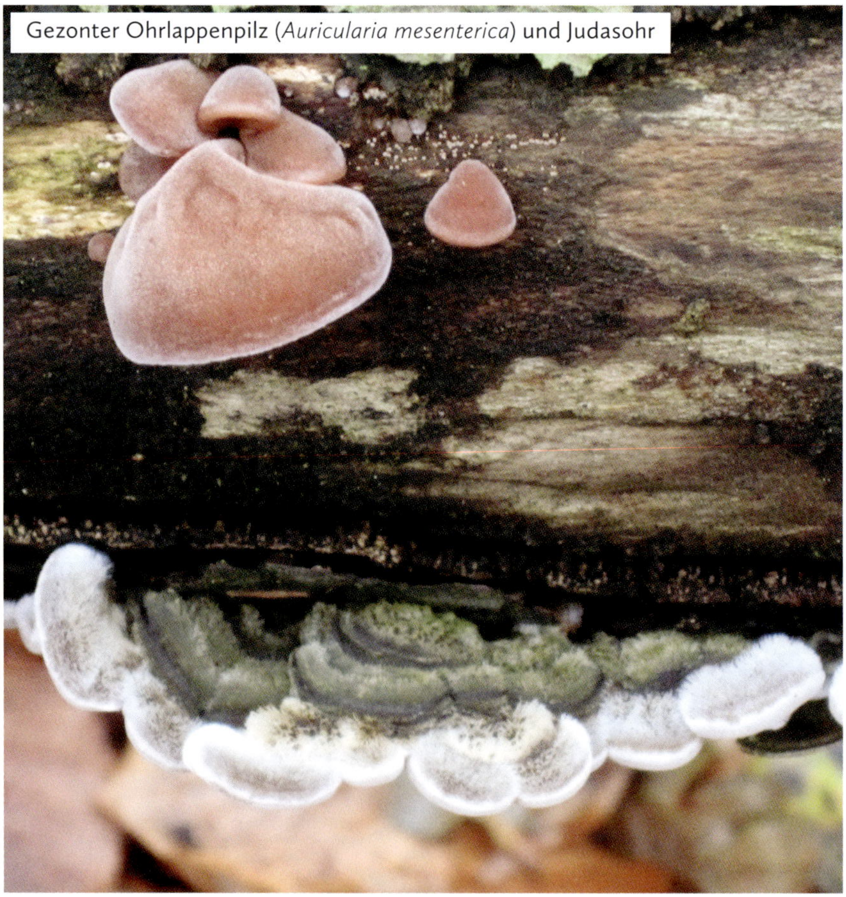
Gezonter Ohrlappenpilz (*Auricularia mesenterica*) und Judasohr

KLAPPERSCHWAMM

Grifola frondosa

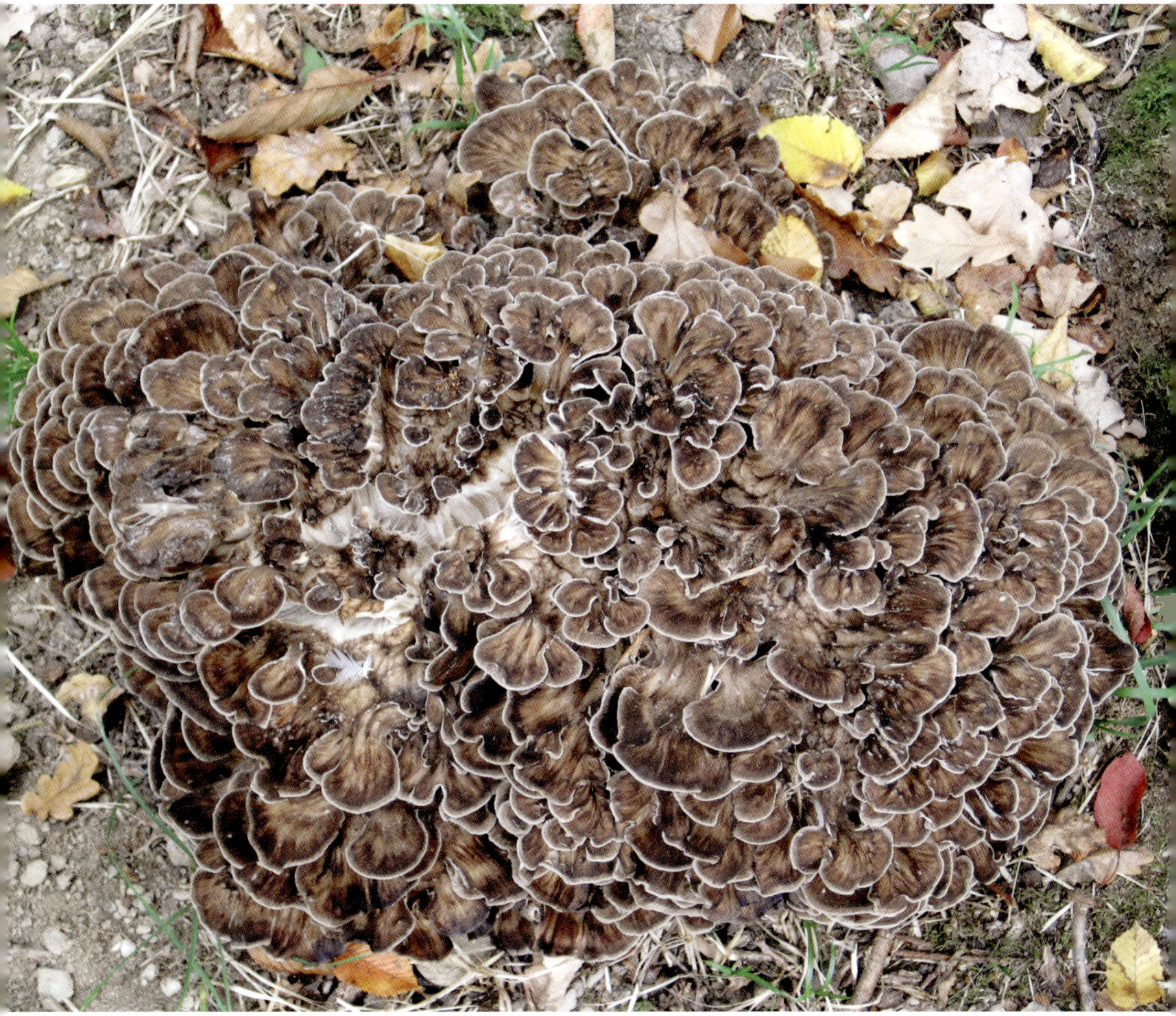

Vorkommen	fruktifiziert August bis Oktober; an Eichen, Buche oder Esskastanie; sehr selten; im Osten Nordamerikas, Europa und Nordasien verbreitet
Lebensweise	Parasit; Weißfäuleerreger
Ökologie	an der Basis lebender Laubbäume; nach Fällung auch noch an Stümpfen; bildet im Boden sklerotienartige Myzelklumpen aus
Merkmale	Gesamtbreite des Fruchtkörpers ca. 30–50 cm; bis zu 5 kg schwer; kräftiger, zentraler, verzweigter Stiel trägt zahlreiche, flach ausgebreitete, fächer- oder muschelförmige Einzelhüte; Einzelhüte seitlich gestielt, 3–10 cm im Durchmesser, büschel- bis rosettenartig miteinander verwachsen; Hutrand unregelmäßig, wellenartig; oberseits faserig, grau-braun; unterseits feine, rundliche, weißliche Poren, die am Stiel herablaufen; Sporenpulver weiß; ältere Exemplare werden rasch zäh
Speisewert	jung essbar, als Seltenheit zu schonen
ähnliche Arten	Eichhase (*Polyporus umbellatus*), Riesenporling (*Meripilus giganteus*)
Wissenswertes	Einzelhüte schlagen beim Schütteln klappernd aneinander; seit 1981 im Anbau (Japan); etwa 100 g getrockneter Pilz decken den Tagesbedarf eines Erwachsenen an Vitamin D; etwa 50 g Pilz den Kaliumbedarf

Inhaltsstoffe:	B-Vitamine; Vitamin D; Kalium; Polysaccharide, Grifolan; Lektine; Ergosterol
Verwendung	frisch oder getrocknet als Speisepilz
Qualitätsmerkmale frischer Fruchtkörper	innen weiß, elastisch; frei von Schimmel oder Insektenbefall
Anbau	anspruchsvoll, auf Fertigkultur-Substratblöcken oder Holz

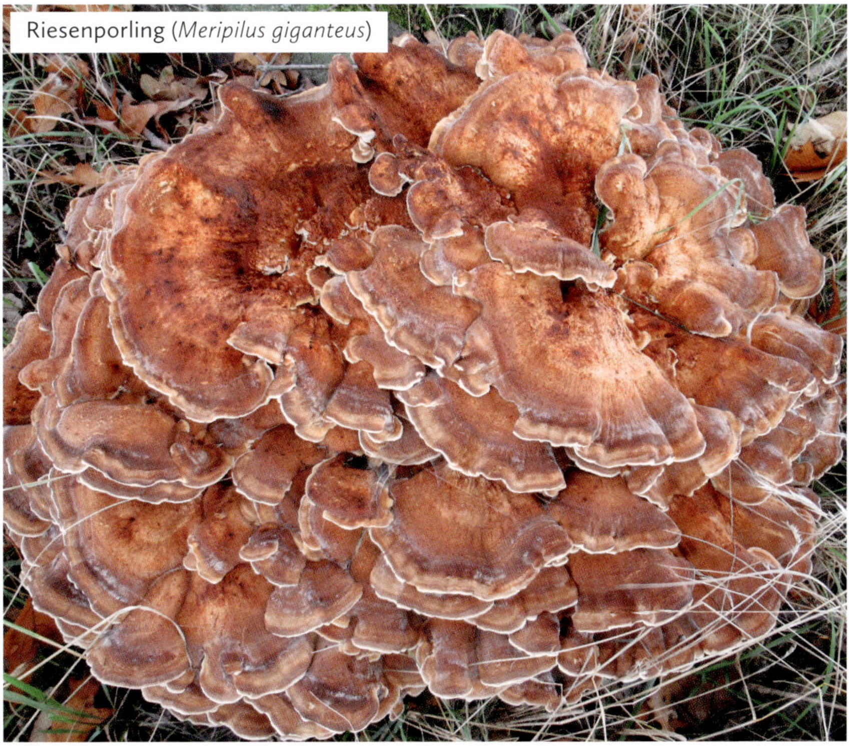

Riesenporling (*Meripilus giganteus*)

PUPPENKERNKEULE

Cordyceps militaris

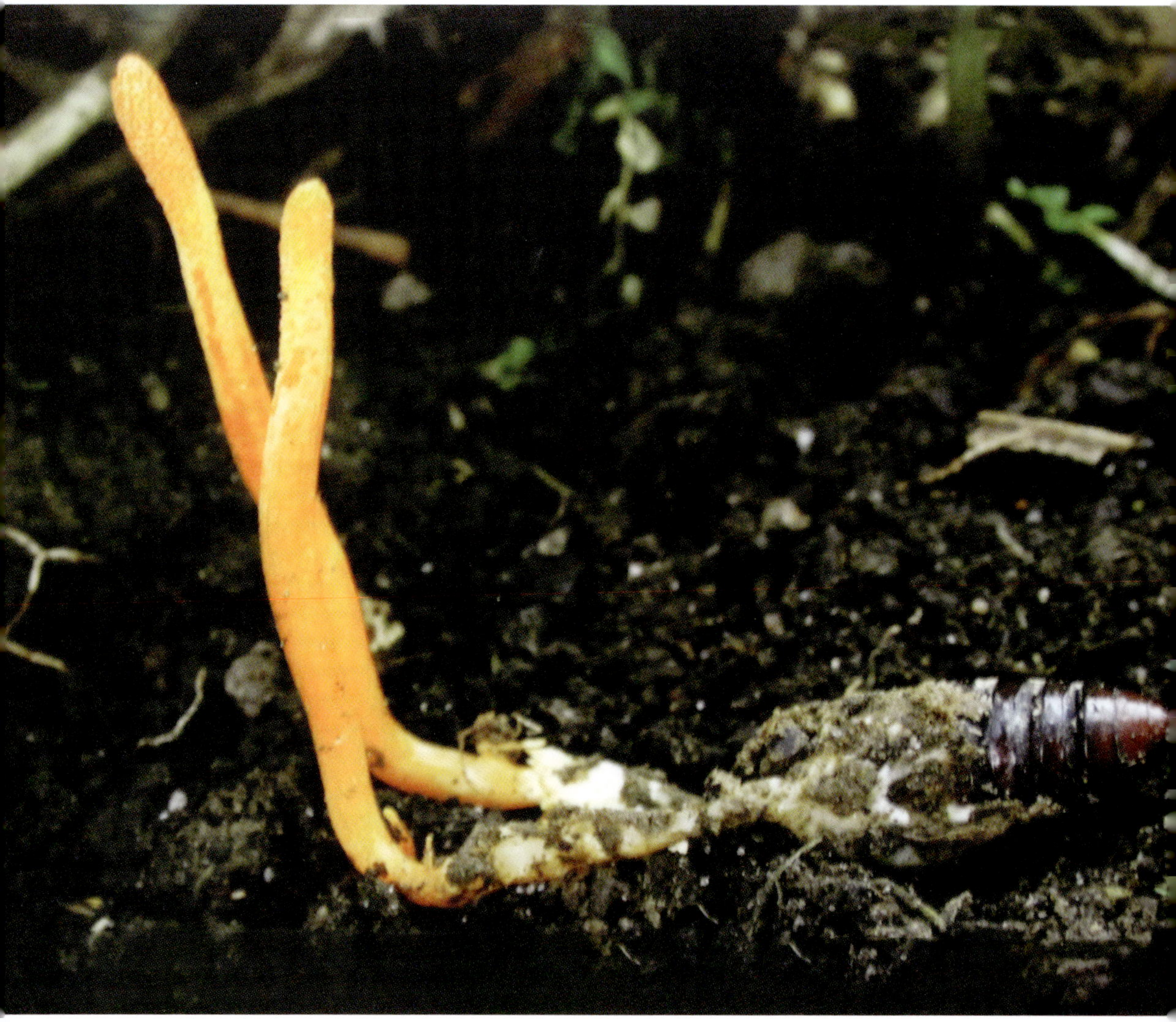

Vorkommen	von August bis November; auf Puppen verschiedener Falter; verbreitet in Europa; selten, oft übersehen
Lebensweise	Parasit
Ökologie	Gattung in Europa mit 14 Arten, weltweit 300–400 Arten (häufig in den Tropen); parasitischer Schlauchpilz in Falterpuppen, die sich dicht unter der Grasnarbe befinden
Merkmale	Sammelfruchtkörper (Stroma); etwa 2–5 cm hoch; an der Spitze des gelblichen Stiels keulenförmig verdickt, orange mit zahlreichen punktartigen Perithecien; Geruch und Geschmack unbedeutend
Speisewert	ungenießbar
ähnliche Arten	andere Kernkeulen auf verschiedenen Insekten
Wissenswertes	in Asien wird nicht nur der Fruchtkörper, sondern auch das parasitierte Insekt mitverzehrt; die Fruchtkörpergröße ist abhängig von der Größe des Wirtes; Cordycepin hemmt Vermehrung des Malaria-Erregers (*Plasmodium falciparum*); Cyclosporine finden in der Transplantationsmedizin Verwendung, da sie immunsuppressiv wirken und Abstoßungsreaktionen schwächen

Inhaltsstoffe	Cordycepin; Uracil; Cyclosporine
Verwendung	als Seltenheit zu schonen
Anbau	wird in Europa nicht kultiviert

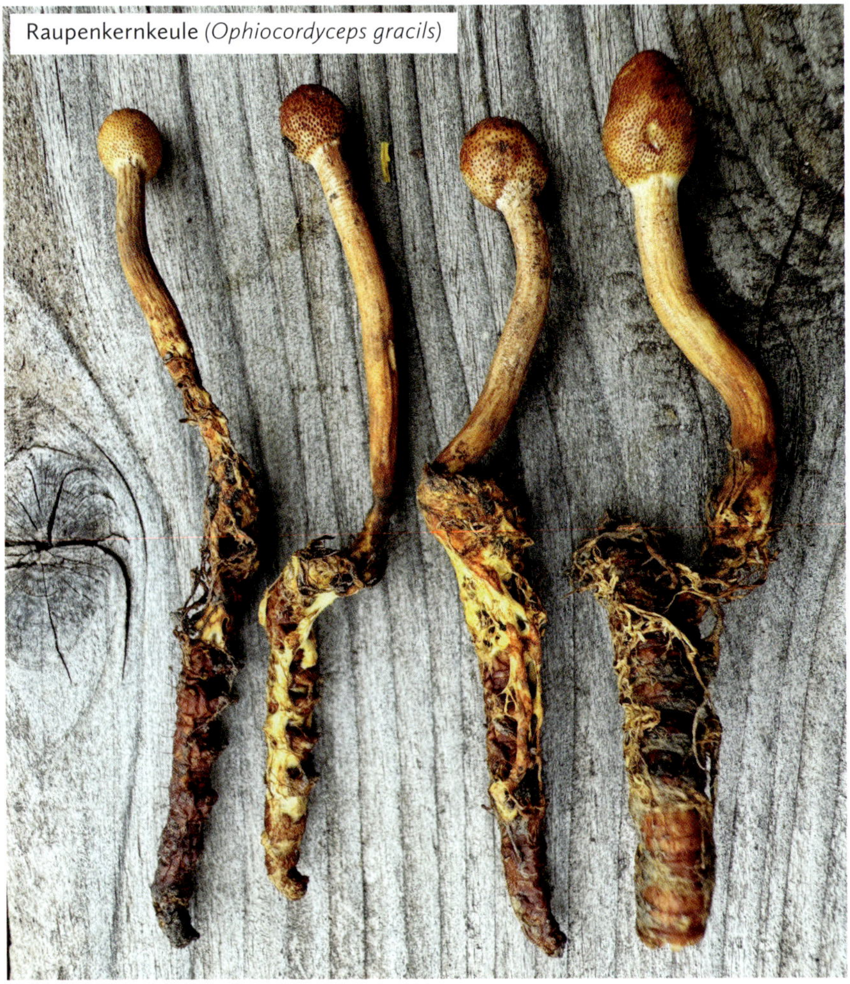

Raupenkernkeule *(Ophiocordyceps gracils)*

SAMTFUSSRÜBLING

Flammulina velutipes

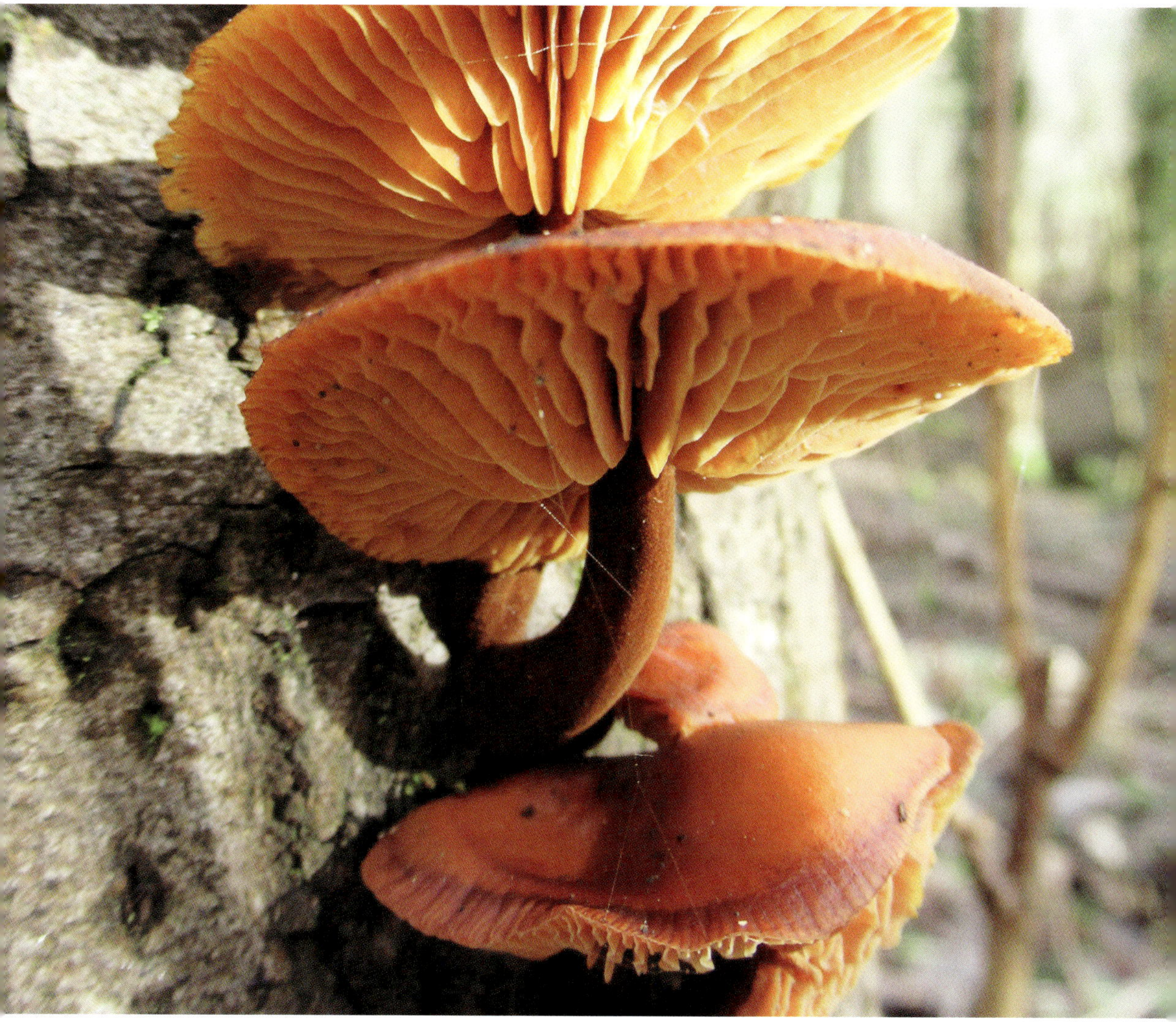

Vorkommen	von Oktober bis März; auf verschiedenen weichen Laubhölzern, z. B. Weide, Rosskastanie; verbreitet in Europa, Nordamerika und Nordasien; nicht selten
Lebensweise	Schwächeparasit/Saprobiont; Weißfäuleerreger
Ökologie	typischer Winterpilz; Temperaturen unter 0 °C lösen Fruchtkörperbildung aus; übersteht Frostperioden unbeschadet; wächst in frostfreien Phasen, optimal sind Temperaturen um 15 °C
Merkmale	Fruchtkörper wachsen büschelig; an der Basis dunkelbraune, samtig-filzige, zähe Stiele entspringen in einem Punkt; Stiele unberingt, ca. 1–2 mm dünn und bis zu 6 cm lang, oft abgeflacht; zum Hut hin orange-gelblich; Hüte anfangs halbkugelig, später flach ausgebreitet, gelblich-bräunlich, 1–5 cm im Durchmesser; dünnfleischig und elastisch; Huthaut glatt, schmierig, glänzt speckig; Hutrand leicht nach unten gewölbt, mit leichter Riefung; Lamellen cremefarben, entfernt stehend, mit Zwischenlamellen; Sporenpulver weiß; Geruch und Geschmack angenehm mild, pilzig
Speisewert	Hüte gut gegart essbar
ähnliche Arten	Schwefelköpfe (*Hypholoma sp.*), Gifthäubling (*Galerina marginata*)

Wissenswertes	vermutlich der erste Pilz, den Menschen gezielt angebaut haben (chinesische Tang-Dynastie 618–907) (HOFRICHTER 2017); verfügt über Frostschutzmittel, so dass Minustemperaturen ohne Platzen der Zellen überstanden werden – frostresistent; reiste 1993 als erster Großpilz mit dem Space Shuttle in den Weltraum
Inhaltsstoffe	Glycerin; Lektine; B-Vitamine; hitzelabiles Flammutoxin; Flammulin; Poysaccharide; Sterole
Verwendung	Hüte frisch als Speisepilz
Qualitätsmerkmale frischer Fruchtkörper	Hüte fest, nicht zu groß; frei von Schädlingen
Anbau	auf Laubholzstämmen oder Fertigkultur-Substratblöcken; Zuchtform (völlig weiß mit sehr langen Stielen und winzigen Hüten) als Enoki vermarktet

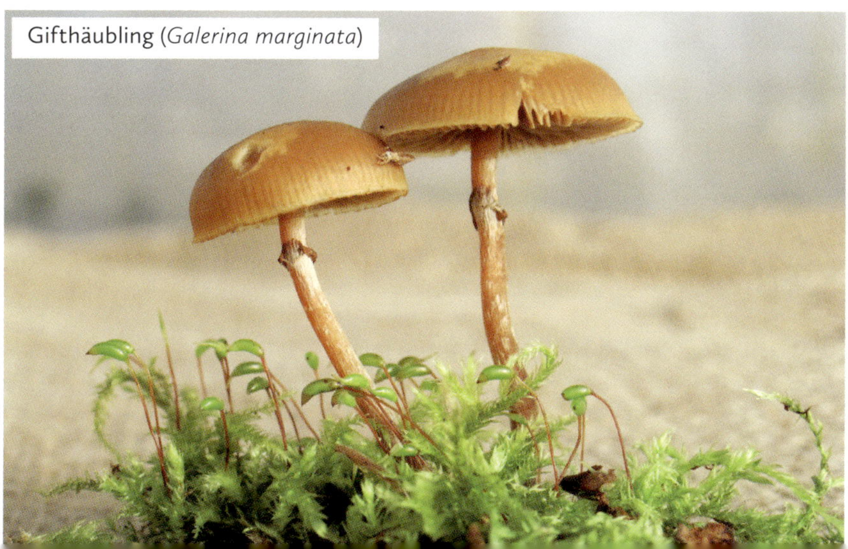
Gifthäubling (*Galerina marginata*)

SCHIEFER SCHILLERPORLING

Inonotus obliquus

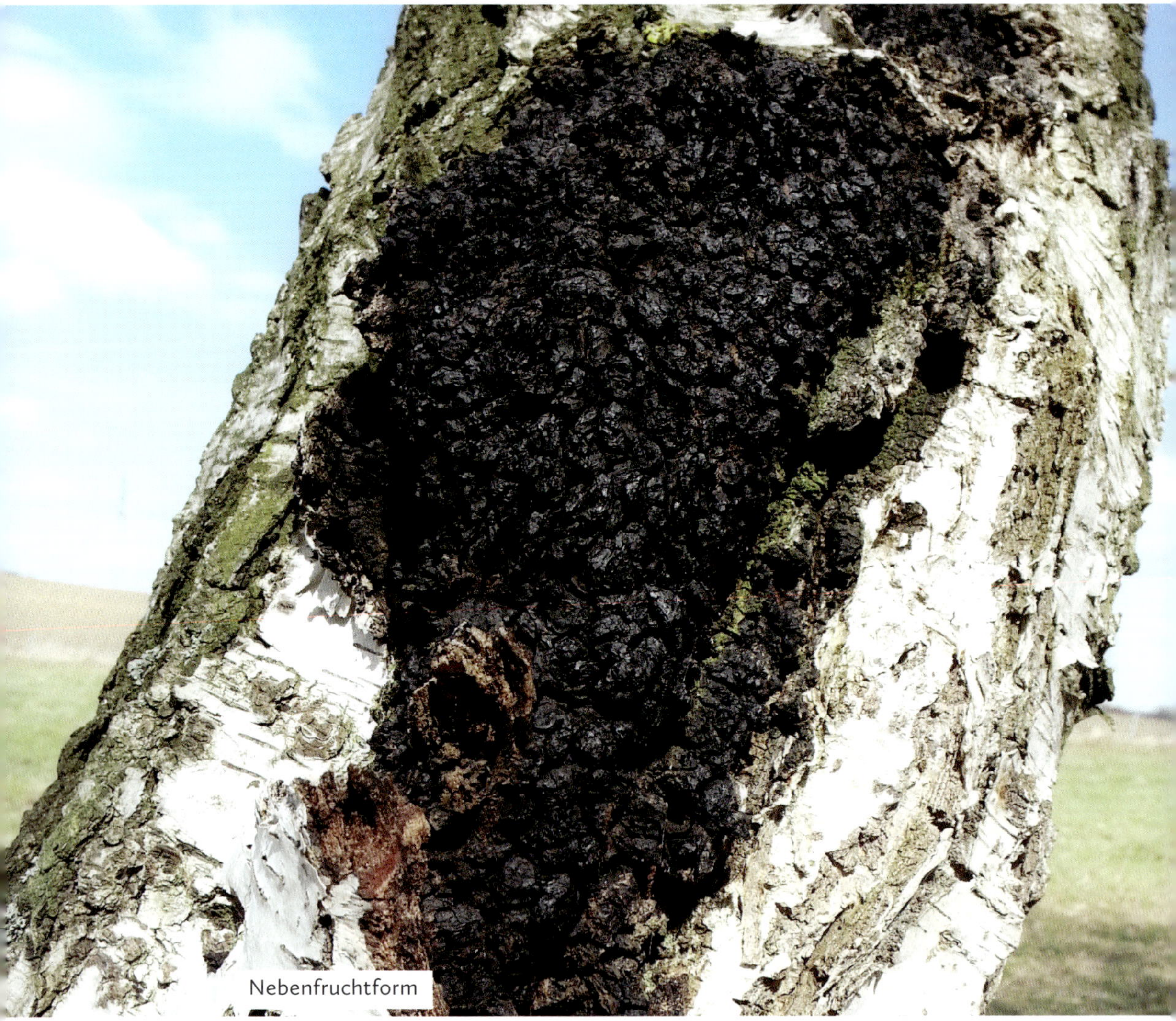

Vorkommen	ganzjährig an Birken; nordhemisphärisch verbreitet; in Birkengebieten nicht selten; in Südeuropa an Buche (GUTHMANN 2024)
Lebensweise	Parasit; Weißfäuleerreger (Kernholz)
Ökologie	Fruchtkörper bilden sich unter der Borke, nachdem der Baum gefallen ist; wesentlich häufiger ist eine sterile, krebsartig knollig-wuchernde Erscheinungsform an noch vitalen, aufrechten Stämmen; vorzugsweise an der nördlich ausgerichteten Seite; meist in einigen Metern Höhe
Merkmale	sehr seltene sexuelle Erscheinungsform: Fruchtkörper flächig-resupinat; rotbraune, rundliche Poren an der Oberfläche; rasch vergänglich (Monate); Sporenpulver braun; häufigere, asexuelle Erscheinungsform: sehr harte, schwarz-krustige, flächig-knollige Wucherung an Birkenstämmen; je nach Baumdicke bis zu 30 cm im Durchmesser; mit schwarzer, rissiger, krustig-harter Oberfläche; im Innern lebhaft ocker gefärbt, Struktur ledrig-korkig; Konsistenz fest

Schiefer Schillerporling (*Inonotus obliquus*) Fruchtkörper

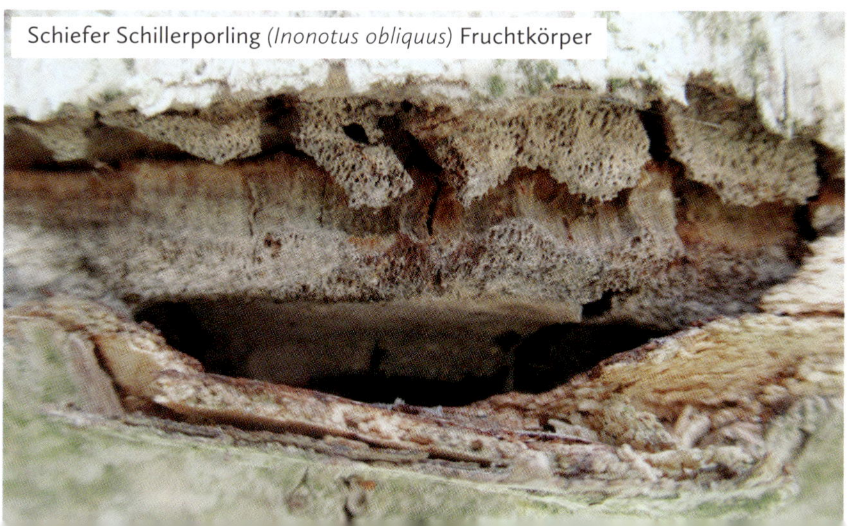

Speisewert	ungenießbar
ähnliche Arten	keine, jedoch mit Krebswucherungen an Birken verwechselbar
Wissenswertes	verwendet wird ausschließlich die knollige Erscheinungsform; aus dem russischsprachigen Raum als Tschaga bekannt; traditionelle medizinische Verwendung in Russland (Sibirien); kann nur mit der Axt abgetrennt werden; in Novelle Krebsstation von A. Solschenizyn 1967 beschrieben; eine Eignung als Färbepilz (GUTHMANN 2024) kann nicht bestätigt werden; Verwendung in Wahrsageritualen kanadischer Indianer
Inhaltsstoffe	Betulin; Flavonoide; Gerbstoffe, z. B. Tannin; Lektine; organische Säuren, z. B. Oxalsäure; Melanine (Polyphenole); Sterole, z. B. Ergosterol
Verwendung	frisch oder getrocknet als Tee (Kaltwasserauszug), Alkoholauszug; russische Medikamente mit EU-Zulassung: Befungin®, Gastrofungin®
Anbau	wird eifrig erforscht; nicht in Kultur

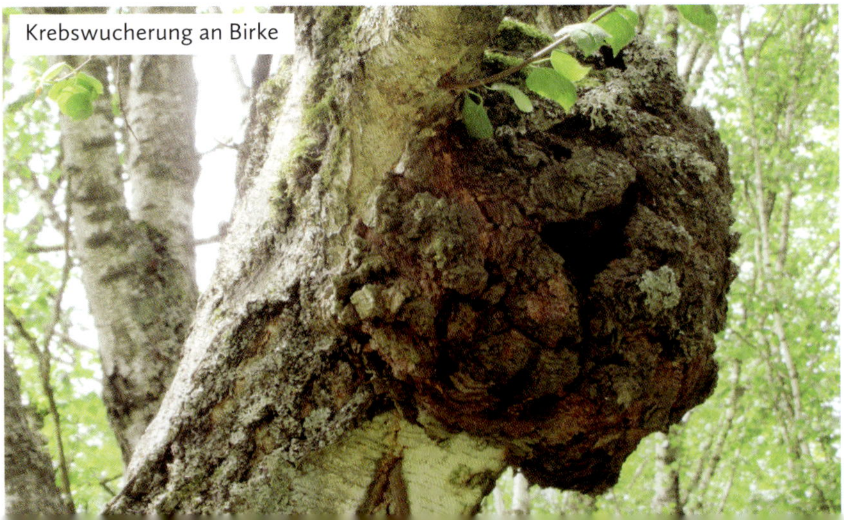
Krebswucherung an Birke

SCHMETTERLINGSTRAMETE

Trametes versicolor

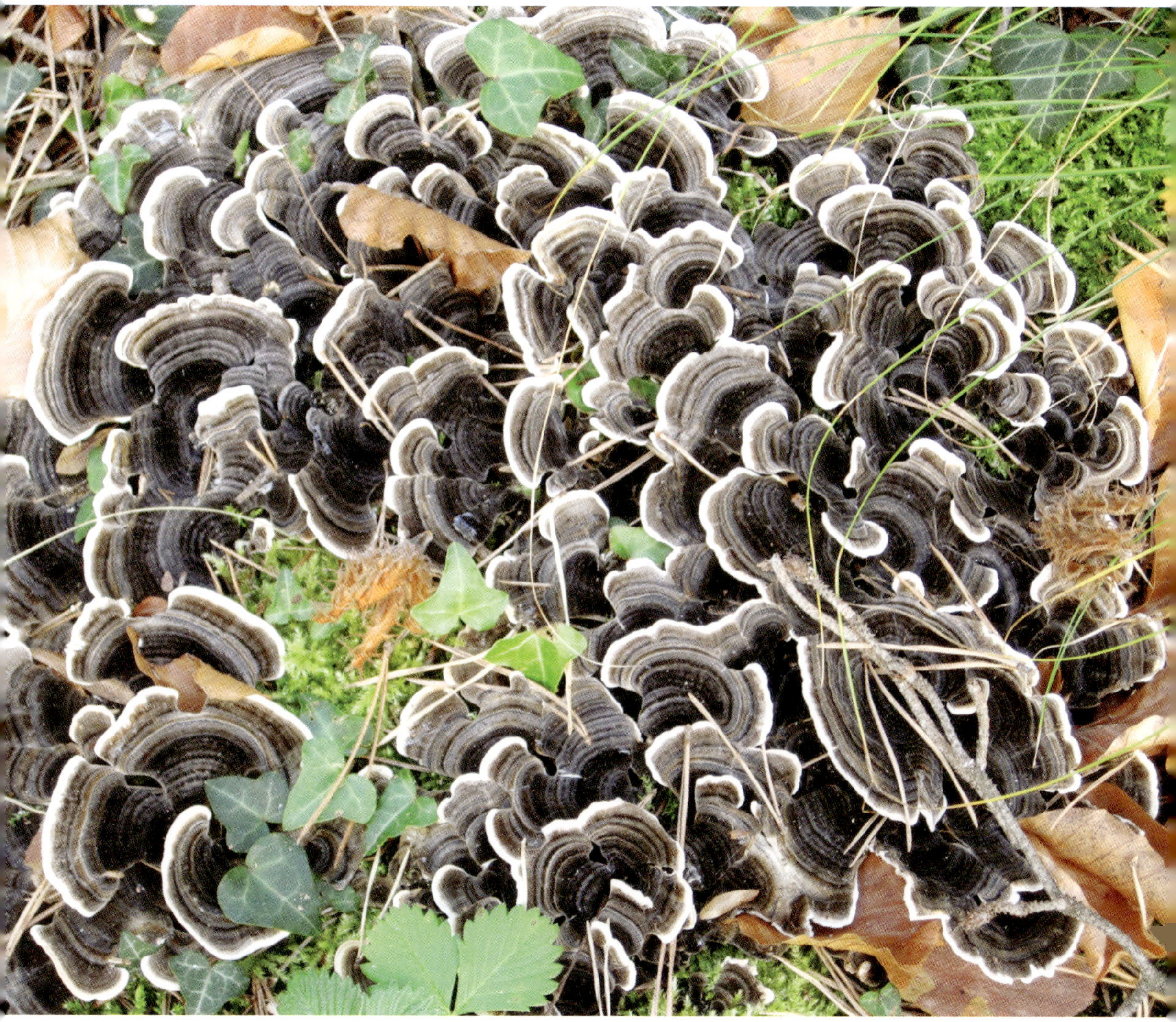

Vorkommen	ganzjährig; auf totem Laubholz, gerne Stümpfen, vom ersten bis zum letzten Stadium der Zersetzung; sehr häufig und zahlreich; selten auf Nadelholz; nahezu weltweit verbreitet
Lebensweise	Saprobiont; Weißfäuleerreger; auch Wundparasit
Ökologie	breites ökologisches Spektrum an Laubholz-Substrat; oft mit anderen Arten in typischer Zersetzungsgemeinschaft; Fruchtkörper kurzlebig, einjährig; sehr attraktiv für diverse Insekten, z. B. Kornmotte (*Nematopogon granella*)
Merkmale	Fruchtkörper in Form und Farbe sehr variabel; aus einem Punkt entspringend, oft flächig ausgebreitet; halbkreisförmige oder runde, konsolenartige oder nierenförmige ungestielte, dünnfleischige Hüte, oft zahlreich über- und nebeneinander; zuweilen rosettenartig überlappend; Durchmesser ca. 2–8 cm, Dicke ca. 2–5 mm; frische Zuwachskante hell; oberseits samtig-filzig und in Farbschattierungen von bläulich-schwarz bis braun gezont; unterseits helle, deutlich sichtbare, feinlumige, rundliche Poren; Porenschicht dünn; Sporenpulver weiß; Geruch und Geschmack unauffällig
Speisewert	ungenießbar
ähnliche Arten	Schichtpilze (*Stereum spp.*), Angebrannter Rauchporling (*Bjerkandera adusta*)

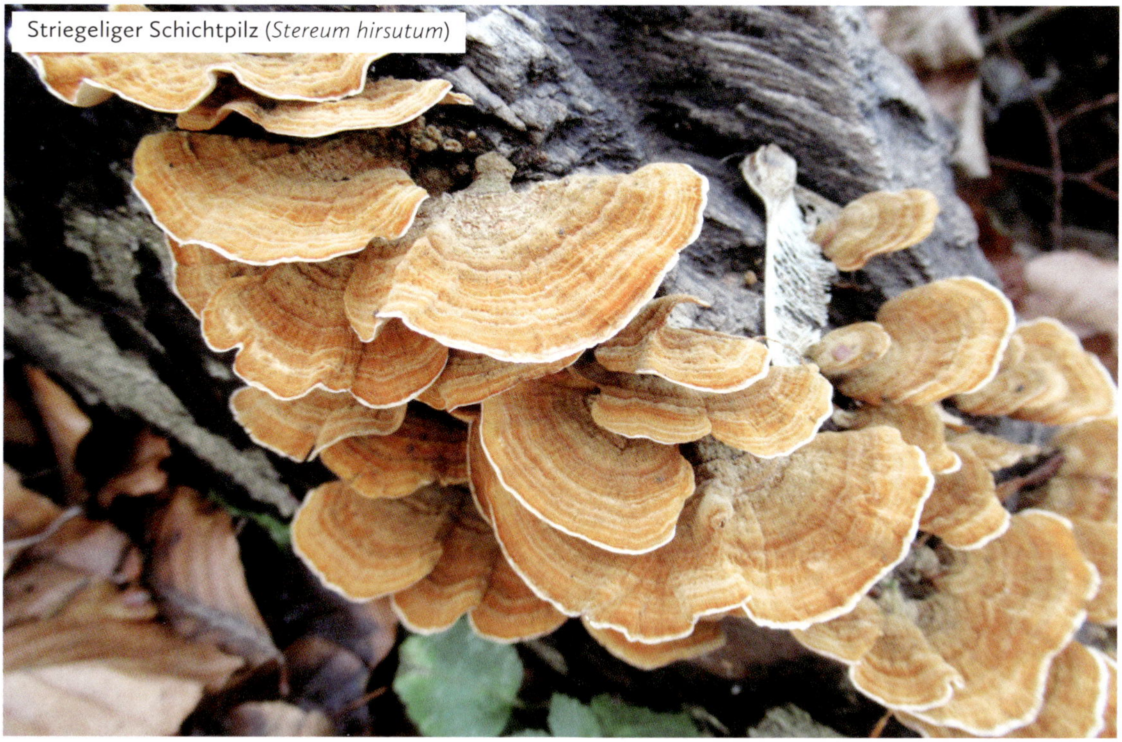
Striegeliger Schichtpilz (*Stereum hirsutum*)

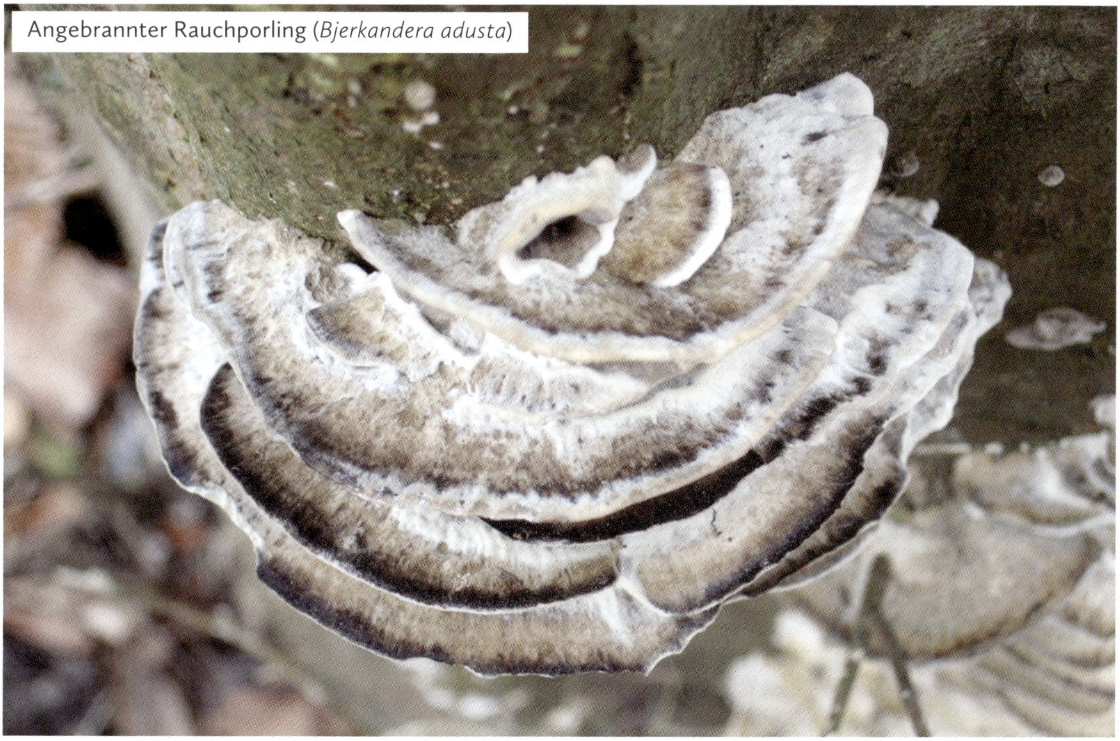
Angebrannter Rauchporling (*Bjerkandera adusta*)

Wissens-wertes	beliebt zum Basteln, als Schmuck oder in der Floristik; bildet Enzyme, die polyzyklische, aromatische Kohlenwasserstoffverbindungen wie Azofarbstoffe oder DDT zersetzen können; lockt aktiv mit flüchtigen Duftstoffen kleine Käfer (*Cisidae sp.*) an; in der DDR zur Herstellung von formstabilem Mycoholz genutzt
Inhaltsstoffe	polyoxygenierte Ergosterolderivate; Telephorsäure; 4-Hydroxymethyl-Chinolin; Jasmonate (Phytohormone); Kupfer (Cu)
Verwendung	frisch oder getrocknet als Tee
Qualitäts-merkmale frischer Fruchtkörper	Konsistenz zäh-ledrig, nicht hart-brüchig; oberseits keine Grünalgen (Grünfärbung); Porenschicht unterseits schneeweiß; frei von Insektenbefall (Tiere, Fraßstellen oder Kot)
Anbau	Fruchtkörper erscheinen oft spontan auf Laubholz; Myzelkultur im Fermenter; Myzel z. B. für Bauelemente oder Aromenherstellung

Schmetterlingstramete mit brauner Hutfarbe

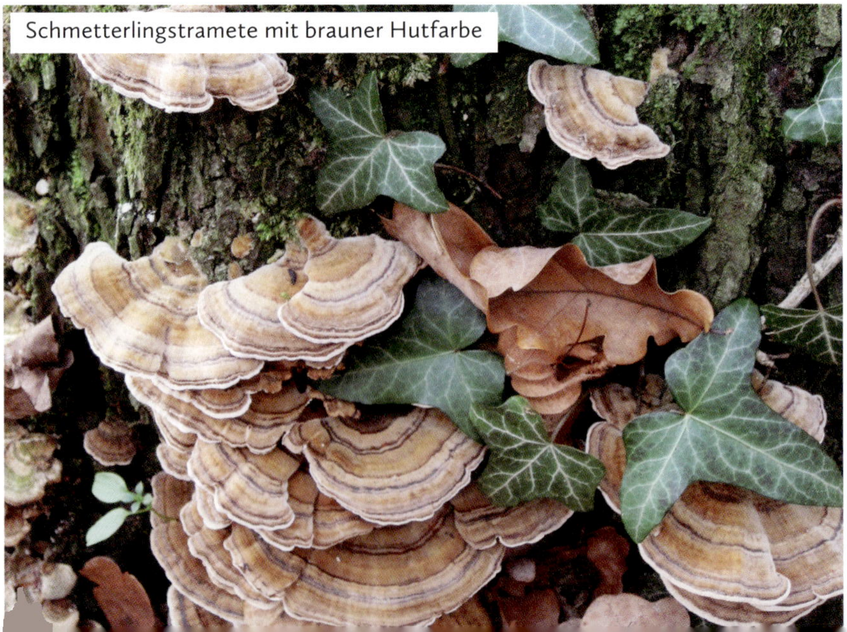

SCHOPFTINTLING

Coprinus comatus

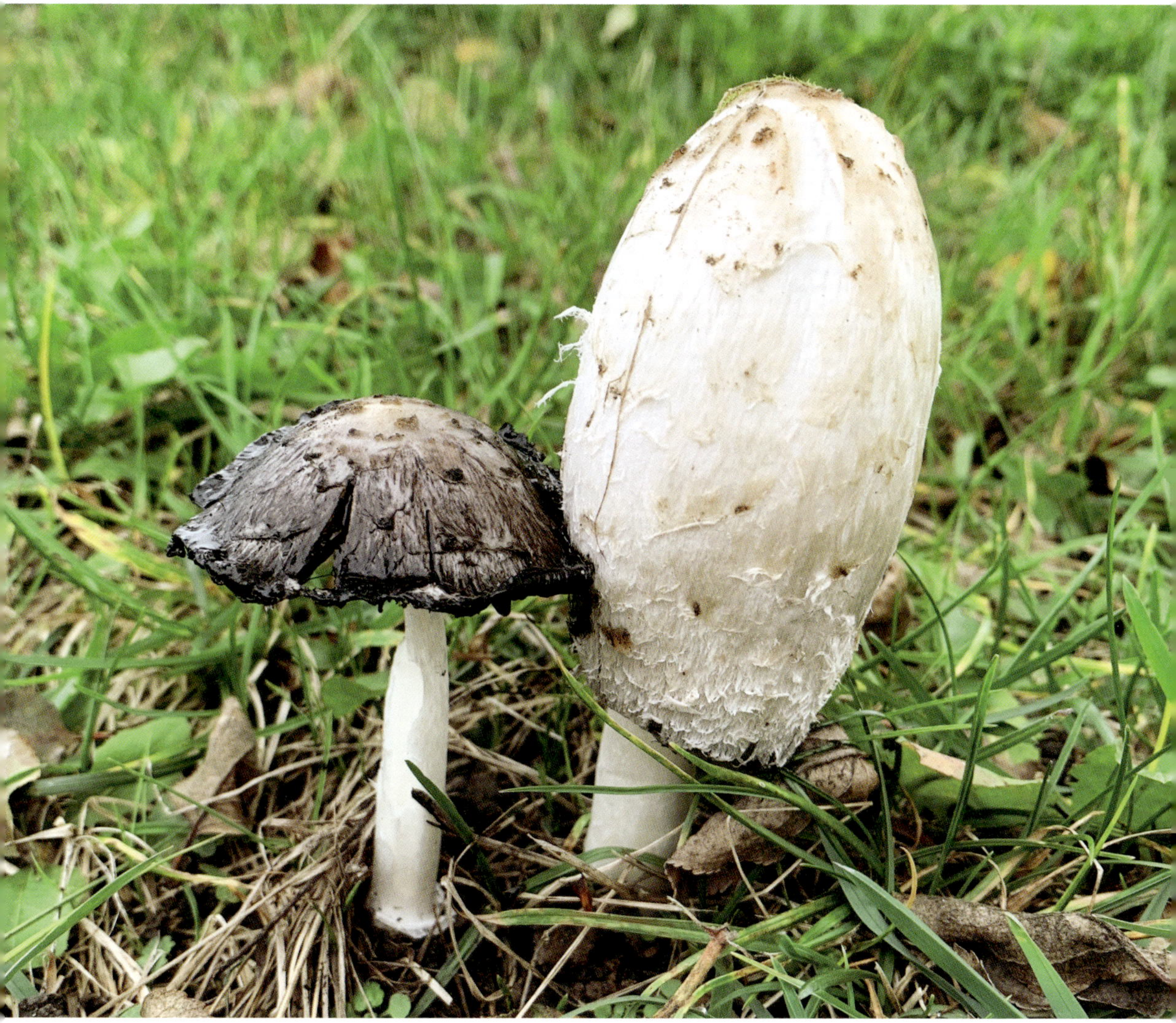

Vorkommen	an Wegrändern, grasigen Stellen, Parks; von September bis November; auf stickstoffreichen Böden; nicht selten; nahezu weltweit verbreitet (außer Mittel- und südliches Afrika)
Lebensweise	Saprobiont; Streuzersetzer
Ökologie	zoophag (Nematoden); Autolyse; Sporenausbreitung durch Wasser
Merkmale	Jung: schneeweiße, lang gestielte, walzenförmige Fruchtkörper, ca. bis 5 cm im Durchmesser und bis zu 15 cm hoch; gesellig, in Gruppen auftretend; Stiele weiß, glatt, leicht genattert, schlank (fingerdick) und hohl; mit flüchtigem Ring; an der Basis zugespitzt; Hut lang gestreckt, eng den Stiel umschließend, im Alter glockig; Hutoberfläche von der Mitte ausgehend, mit großen, sparrigen Fransen bedeckt; diese am Scheitel zuweilen dunkler, bräunlich; Hutrand jung nach innen eingerollt, im Alter nach oben/außen einrollend; breite Lamellen anfangs weiß, dann rosa, grau und schwarz, sich vom Hutrand her auflösend und tintenartig zerfließend; Sporenpulver schwarz; Geruch mild, pilzig; Geschmack spargelartig
Speisewert	jung essbar
ähnliche Arten	andere, große Tintlinge (*Coprinopsis spp.*)

Wissenswertes	Fruchtkörper werden innerhalb weniger Stunden schwarz und lösen sich auf (Autolyse); verwandtschaftlich näher bei den Champignons als den übrigen Tintlingen; Pilz des Jahres 2024
Inhaltsstoffe	Coprin (in geringen Mengen); Vitamin C; B-Vitamine; essenzielle Aminosäuren, z. B. Ergothionein; Lektine
Verwendung	frisch als Speisepilz; Tintlingstinte
Qualitätsmerkmale frischer Fruchtkörper	schneeweiß und fest
Anbau (siehe auch Seite 105)	im Garten auf Stroh oder Substraten in Plastiksäcken oder Hochbeet

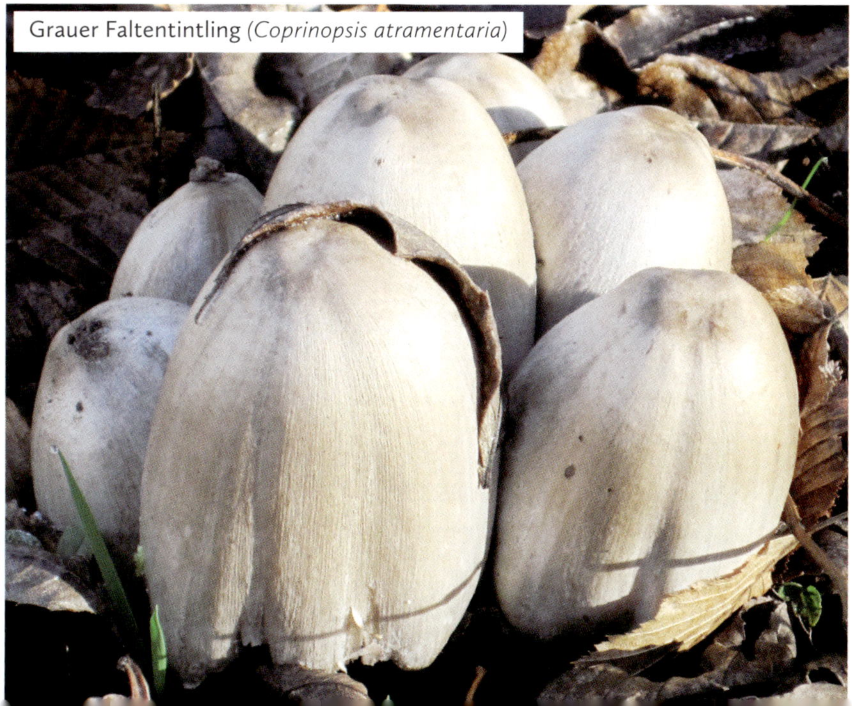

Grauer Faltentintling *(Coprinopsis atramentaria)*

SHIITAKE

Lentinula edodes

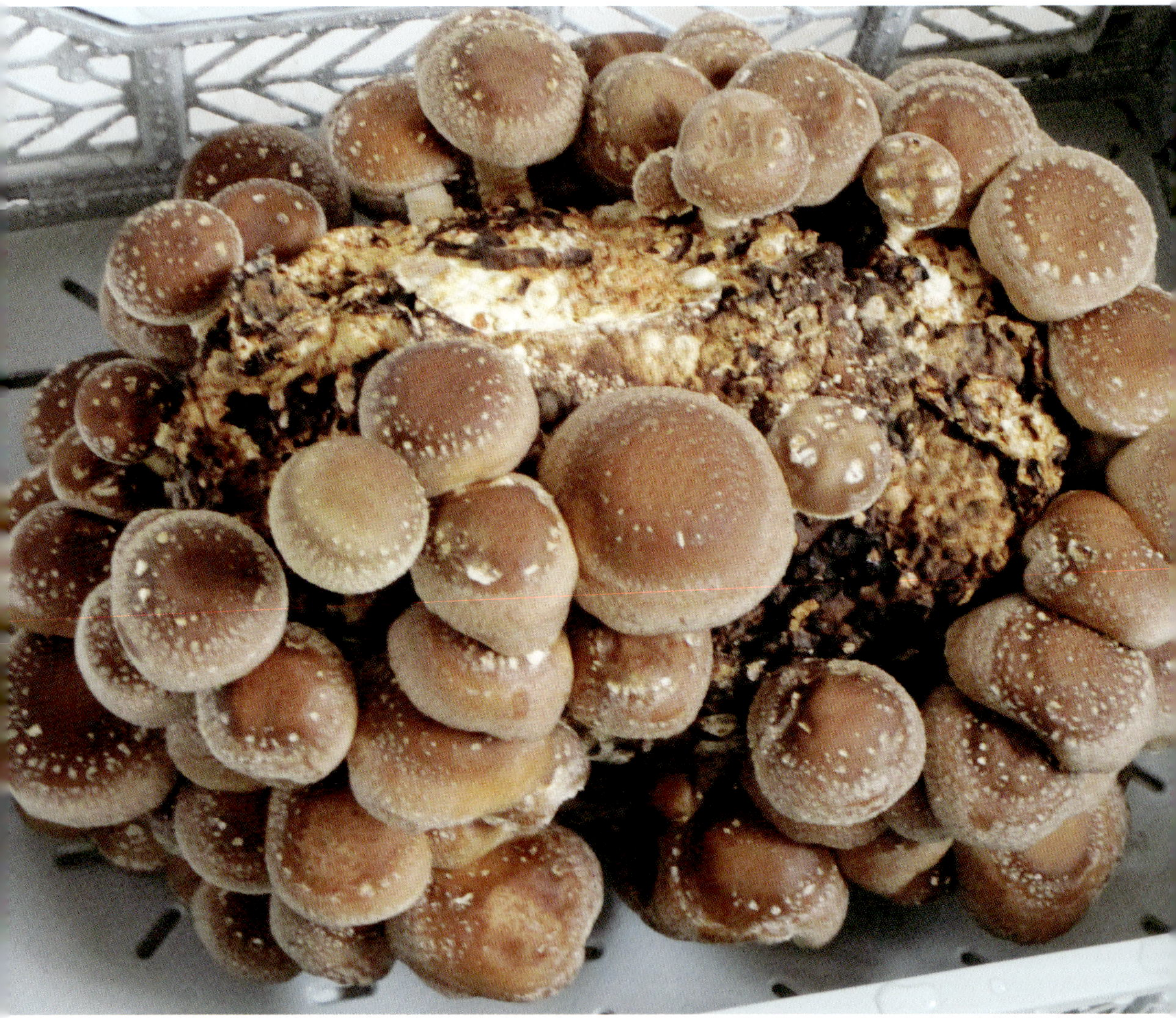

Vorkommen	verbreitet in Ostasien (China, Japan) an Scheinkastanie (*Castanopsis cuspidata*); selten; Produktion großer Mengen ganzjährig in Kultur
Lebensweise	Saprobiont; Weißfäuleerreger
Ökologie	kurzlebige Fruchtkörper, oft büschelweise oder einzeln jahrelang in Schüben am Holz erscheinend
Merkmale	Hut oberseits braun; mit weißen, wollig-faserigen Velumflocken auf der Randzone des Hutes; anfangs halbkugelig, im Alter flach ausgebreitet; Durchmesser ca. 5–15 cm; Rand schmal eingerollt; unterseits dicht stehende, weißliche Lamellen; auf Druck braunfleckend; Sporenpulver weiß; Stiel relativ kurz (etwa 3 cm), bräunlich, wollig, zäh, oft gebogen; zuweilen mit wolliger Ringzone; Geruch stark pilzartig, würzig; Geschmack aromatisch, würzig
Speisewert	roh giftig, gut gegart essbar – Shiitake-Dermatitis möglich
ähnliche Arten	Sparriger Schüppling (*Pholiota sqarrosa*), Hallimasch (*Armillaria sp.*) und Pappelschüppling (*Pholiota populnea*), siehe nächste Seite

Wissenswertes	in Deutschland nicht in der Natur zu finden, da kein heimischer Pilz; in China seit dem 10. Jahrhundert auf Holz kultiviert; nach Champignon zweitbeliebtester Zuchtpilz; größter Produzent China; Stiele eher als Würzmittel geeignet
Inhaltsstoffe	Lentinan (Polysaccharidgemisch); B- und D-Vitamine; Ergosterol; biogene Amine; Peptide; Lektine; Eritadenin – Lentinacin; Thioprolin; Zink
Verwendung	frisch oder getrocknet als Speisepilz
Qualitätsmerkmale frischer Fruchtkörper	Fruchtkörper fest; Hüte nicht zu groß; frei von Schimmel oder Schädlingen
Anbau (siehe auch Seite 105)	in Dtl. seit 1909; auf Holz oder Sägespan-Blöcken verschiedener Laubholzarten, gerne Eiche; relativ langwierige Kultur; Fruchtkörperbildung kann durch Schock, z. B. Schütteln oder In-kaltes-Wasser-Tauchen angeregt werden

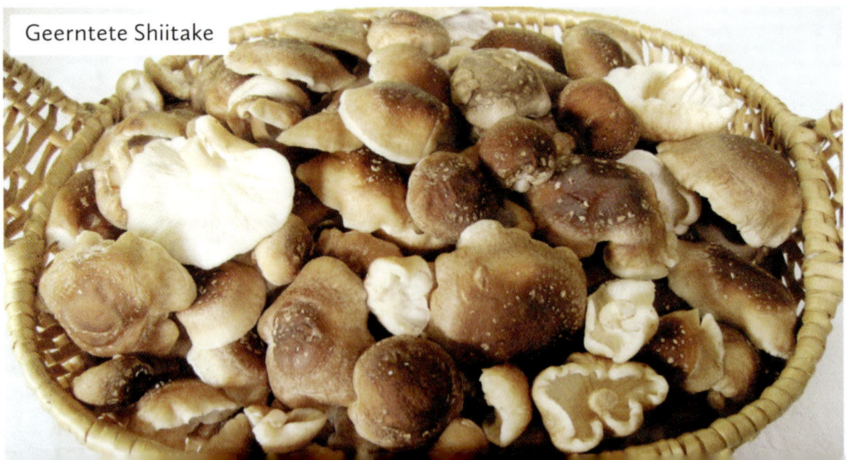
Geerntete Shiitake

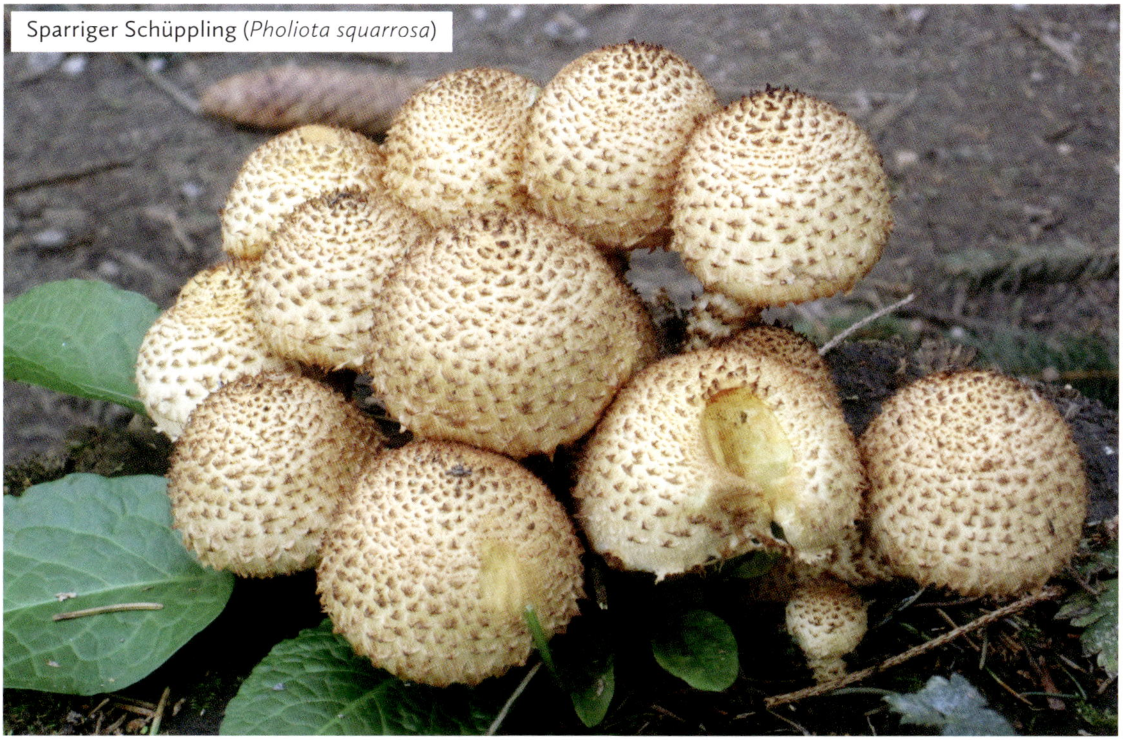

Sparriger Schüppling (*Pholiota squarrosa*)

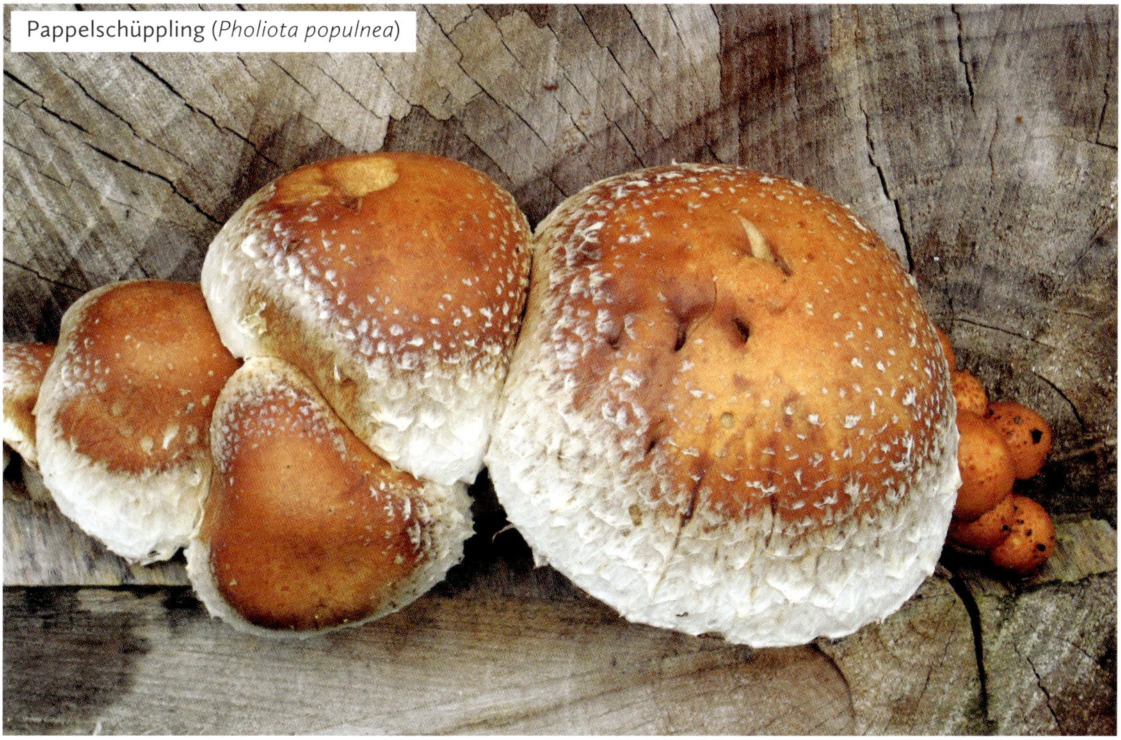

Pappelschüppling (*Pholiota populnea*)

ZUNDERSCHWAMM

Fomes fomentarius

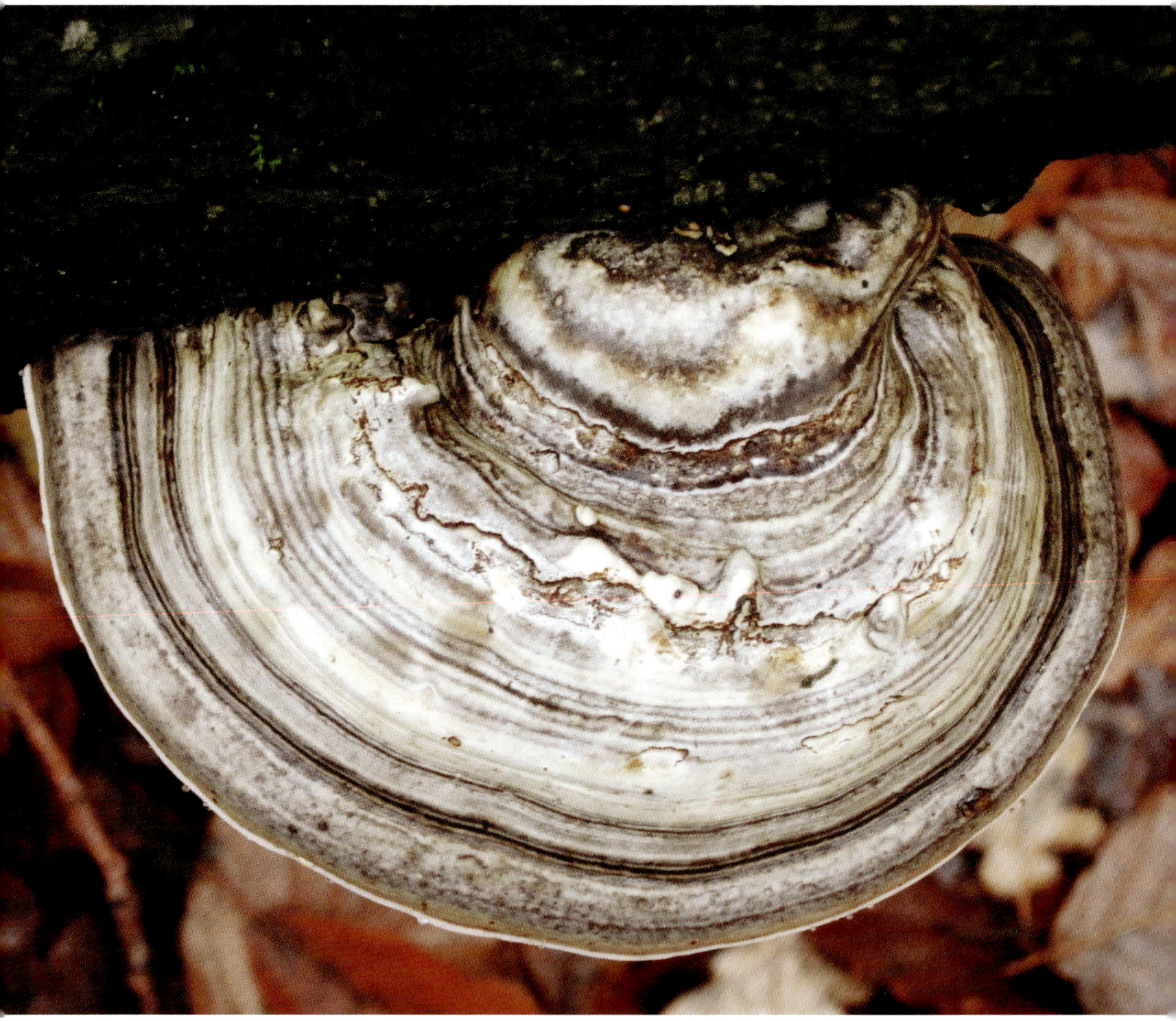

Vorkommen	Nordamerika, Europa, Nordafrika und Asien; ganzjährig; an Laubholz verschiedener Arten, z. B. Buche, Birke, Eiche, Pappel, Weide, Linde, Apfel
Lebensweise	Schwächeparasit, Saprobiont; Weißfäuleerreger
Ökologie	an stehendem oder liegendem Holz; mehrjährige Fruchtkörper, die über Jahrzehnte jährlich eine neue Porenschicht ausbilden können; beim Umfallen des Baumes werden neu gebildete Fruchtkörper mit der Porenschicht zum Boden orientiert und stehen dann im 90°-Winkel zur vorhergehenden Wuchsrichtung (analog zum Geotropismus bei Pflanzen); Fruchtkörpergröße in Relation zum Durchmesser des Substrates
Merkmale	dicke, holzharte, konsolenförmige Fruchtkörper; auf ganzer Breite mit dem Holz verwachsen; je nach Trägerbaum mehr oder weniger intensiv gezonte Oberseite (Buche, Linde, Pappel, Weide, Apfelbaum: durchgehend weiß; Birke, Eiche: eher intensiv zoniert); oberseits harte Kruste; Porenschicht grau-beige mit deutlich sichtbaren Poren; Zuwachskante hell-beige; weißes Sporenpulver; Geruch unauffällig
Speisewert	ungenießbar
ähnliche Arten	Fichtenporling (*Fomitopsis pinicola*), Flacher Lackporling (*Ganoderma applanatum*), Feuerschwämme (*Phellinus sp.*)

Wissenswertes

Fruchtkörper werden seit alters her vielfältig verwendet, u. a. z. B. zum Funkenfangen und Gluttragen, zur Herstellung von Kleidung (Pilzleder) und zum Trocknen von Fliegen beim Forellenangeln (Amadou); Verwendung der Fruchtkörper zur Schuh- oder Kopfbedeckungsherstellung nicht nachhaltig, da Fruchtkörper nur langsam wachsen und entsprechend große Fruchtkörper nur in alten, naturnahen Wäldern zu finden sind!; neuerlich wird genetisch verändertes Myzel zur Herstellung von Bauelementen genutzt; länger bekannt ist die Verwendung als Wundpflaster, in Cremes und als Färbepilz

rumänische Handtasche aus Zunderschwamm

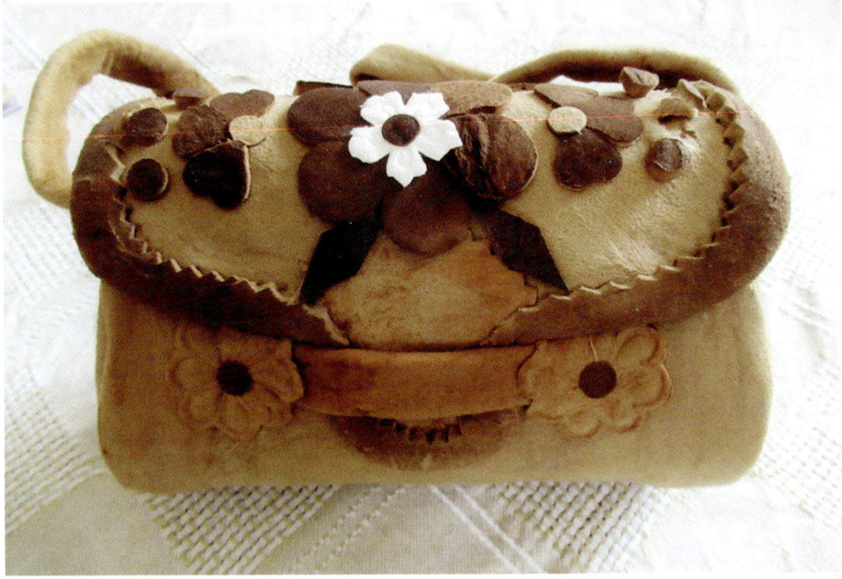

Inhaltsstoffe	Fomentariol; Kalium, Eisen, Kupfer; Ergosterol; verschiedene Terpene; Lektine; Alkohole
Verwendung	frisch oder getrocknet als Tee
Qualitätsmerkmale frischer Fruchtkörper	Fruchtkörper hart, nicht dunkelgrau oder schwarz gefärbt; frische Porenschicht; frei von Parasiten
Anbau	nicht bekannt, ausschließlich Wildsammlungen

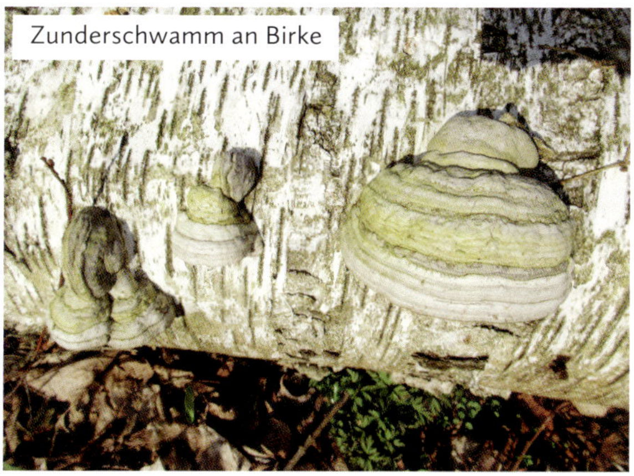
Zunderschwamm an Birke

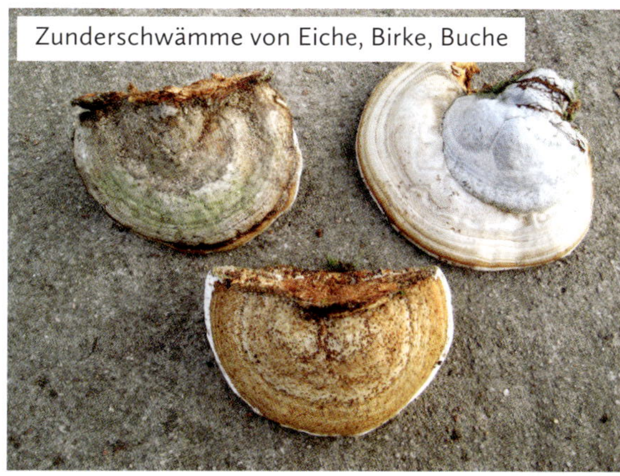
Zunderschwämme von Eiche, Birke, Buche

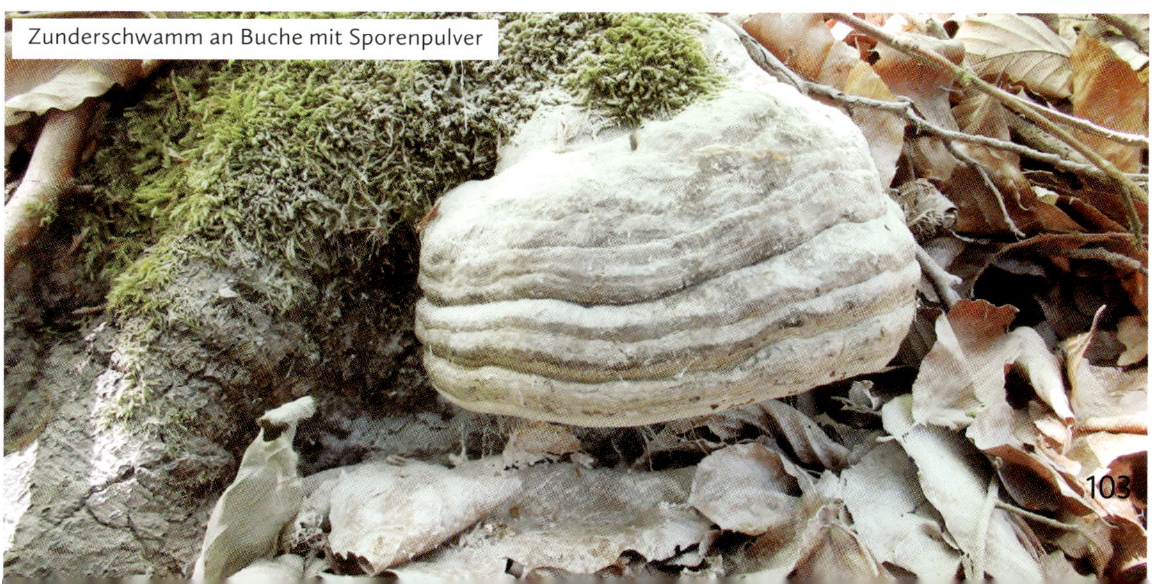
Zunderschwamm an Buche mit Sporenpulver

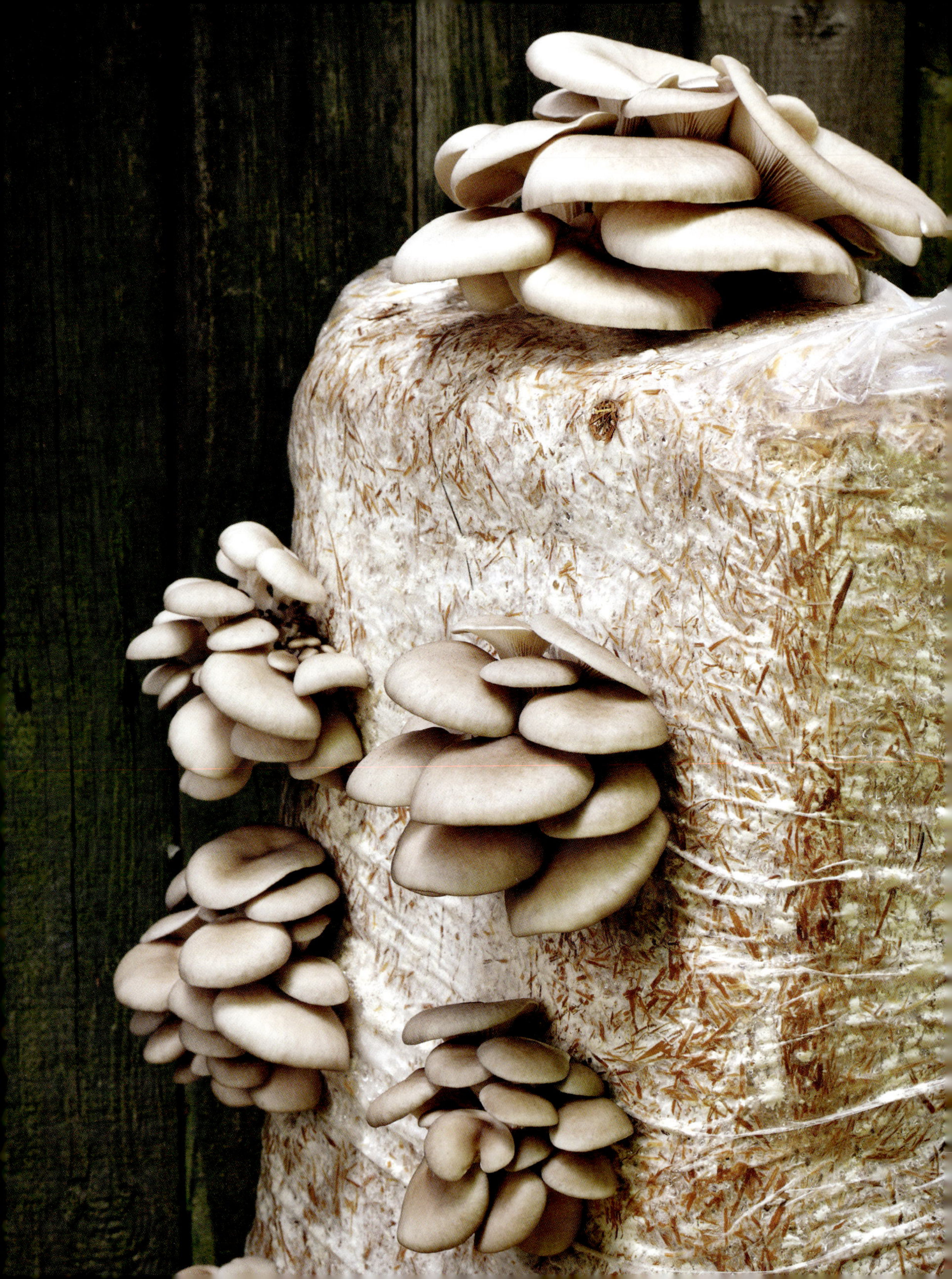

Anbau von Pilzen

Basiswissen

Als **Substrat** oder wörtlich **Unterlage** bezeichnet man in Gartenbau und Pilzzucht das organische Material, in dem sich Pflanze oder Pilz befinden und von dem sie sich ernähren. Bei Pflanzen können dies beispielsweise Kokosfasern oder spezielle Erdmischungen sein. In der Pilzkultur sind z. B. Holz in jeglicher Form, Stroh oder andere Pflanzenreste geeignete Substrate.

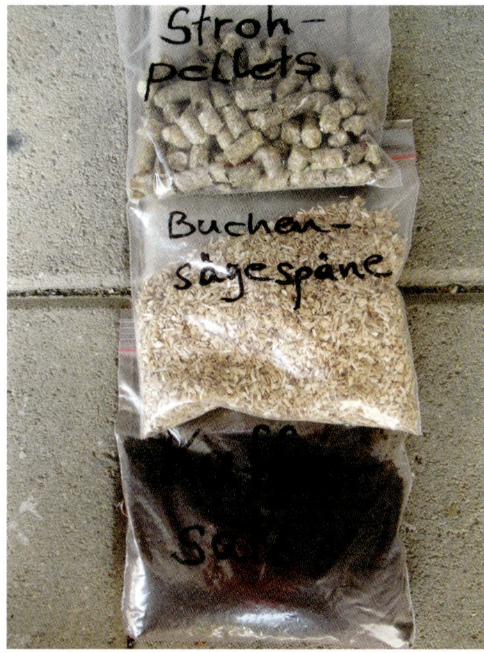

Je zerkleinerter das Material ist, das als Substrat angeboten wird, desto schneller kann man mit Fruchtkörpern rechnen. Je gröber das Substrat, desto länger dauert die Pilzkultur, da sich erst Fruchtkörper zeigen, wenn das Substrat gut durchwachsen und verdaut ist. Eine Pilzkultur auf Sägespänen, Strohpellets oder Kaffeesatz ist nach einigen Wochen erntereif, armdicke Äste dauern schon ein bis zwei Jahre und dicke Stämme noch länger.

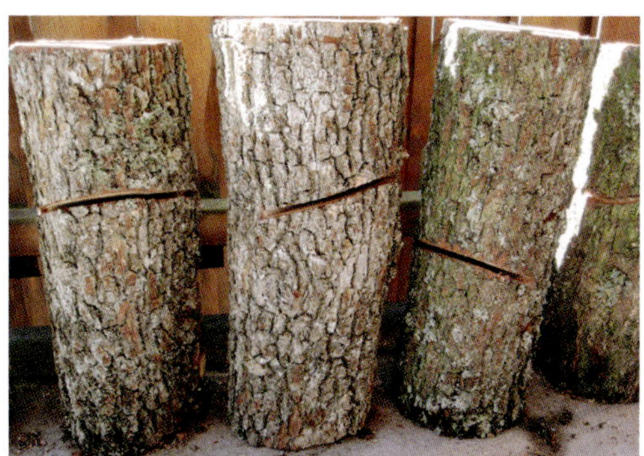

Je länger allerdings die Kultur dauert, desto höher ist das Risiko, dass nicht nur die gewünschten, sondern auch andere Arten dieses Substrat als Lebensraum attraktiv finden und sich ansiedeln. Oft haben diese eine größere ökologische Potenz und setzen sich spielend gegen die angeimpften Arten durch.

Holz enthält von Natur aus Abwehrstoffe gegen Pilze. Das ist ungünstig für die Pilze, die man darauf züchten möchte. Deshalb sollte frisch geschlagenes Holz einige Monate gelagert werden, ehe man es als Substrat verwendet. Andererseits darf die Lagerung auch nicht zu lange dauern, da dann wiederum andere, unerwünschte Pilzarten das Holz schon besiedelt haben könnten.

Holz ist nicht gleich Holz. Je nach Baumart ist es strukturell verschieden und besitzt aufgrund unterschiedlicher Mechanismen verschiedene Inhaltsstoffe. Nadelhölzer enthalten Harze, um z. B. Fraßfeinde abzuwehren und Verletzungen zu verschließen. Laubbäume können Sekundärmetabolite, wie Gerbsäuren u. a. als Konservierungsschutz ins Holz einlagern. Allen Bäumen gemeinsam ist, dass der Holzkörper aus toten Zellen besteht und als Speicher und Deponie dient.

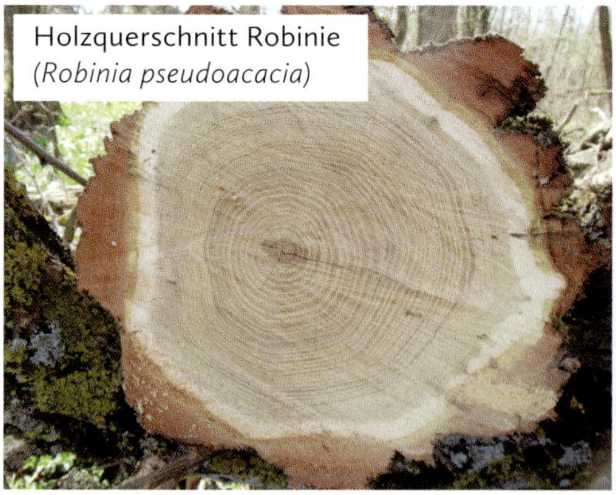
Holzquerschnitt Robinie
(*Robinia pseudoacacia*)

Relevant für die Pilzzucht ist die Unterscheidung von sogenanntem Hart- und Weichholz. **Harthölzer** sind sehr beständig und haben ein hohes spezifisches Gewicht. Die Arten sind oft sehr langlebig. Ihre Besiedlung und der Abbau durch Pilze in der Natur dauert entsprechend lange. Zu den Harthölzern zählen Kastanie (*Castanea sativa*), Esche (*Fraxinus elatior*), Eichen (*Quercus spp.*), Robinie (*Robinia pseudoacacia*) und Eibe (*Taxus baccata*). **Giftige Hölzer**, wie Robinie, Eibe, Liguster oder Pfaffenhütchen, sind auch in Form von Mulch nicht für den Pilzanbau geeignet, da Pilze mitunter Giftstoffe aus dem Substrat aufnehmen.

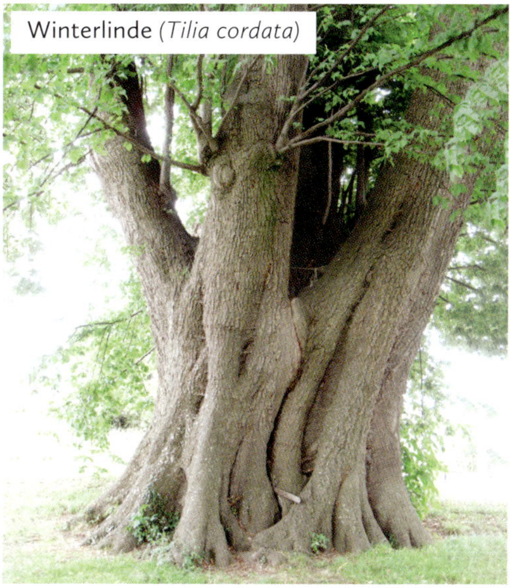
Winterlinde (*Tilia cordata*)

Weichhölzer haben, wie der Name schon sagt, eher weiches, leicht bearbeitbares, aber weniger beständiges Holz. Sie können von Pilzen relativ rasch besiedelt und zersetzt werden. Dazu gehören eher kurzlebige Arten wie Rosskastanie (*Aesculus hippocastanum*), Birken (*Betula ssp.*), Pappeln (*Populus spp.*), Weiden (*Salix spp.*), aber auch langlebige Linden (*Tilia spp.*).

Hat man sich für ein geeignetes Substrat entschieden und dieses entsprechend der Anleitung vorbereitet, kann man die ausgewählte Pilzart einbringen. Diesen Vorgang nennt man **Impfen, Beimpfen** oder **Animpfen.** Dies hat nichts mit einer Immunisierung zu tun, sondern bezeichnet das Zusammenbringen von Kulturpilz und Substrat.

Dabei können die Formen des Pilzmaterials, mit dem man das Substrat beimpft, sehr unterschiedlich sein. Allen gemeinsam ist, dass es sich dabei um Myzel, also den Pilz selbst und nicht um Sporen handelt. Umgangssprachlich bezeichnet man dieses Pilzmaterial als **Pilzbrut** oder **Brut.**

Pilze pflanzen sich durch Sporen fort (sexuell). Es dauert Jahre, bis sich unter geeigneten Bedingungen aus Sporen fortpflanzungsfähige Myzele bilden. Das wäre für den Anbau von Pilzen, dessen Ziel ja die Ernte von Fruchtkörpern ist, absolut ungeeignet. Deshalb greift man auf die vegetative Vermehrung (asexuell) zurück, indem man Teile des Pilzmyzels oder Fruchtkörpers teilt und somit vervielfältigt. Diesen Prozess kennt man als Klonen, z. B. in der Produktion von Orchideen. Aus von der Mutterpflanze getrenntem Meristem entwickeln sich relativ schnell viele, identische Pflanzen mit den gewünschten Eigenschaften.

Man unterscheidet, je nach Substrat, auf dem die Pilzbrut kultiviert wurde, Körnerbrut auf verschiedenen Getreidekörnern, Spänebrut auf Sägespänen, Pilzbrut auf Holzdübeln (Dübelbrut) oder mit Pilzbrut durchwachsene Fertigsubstratblöcke.

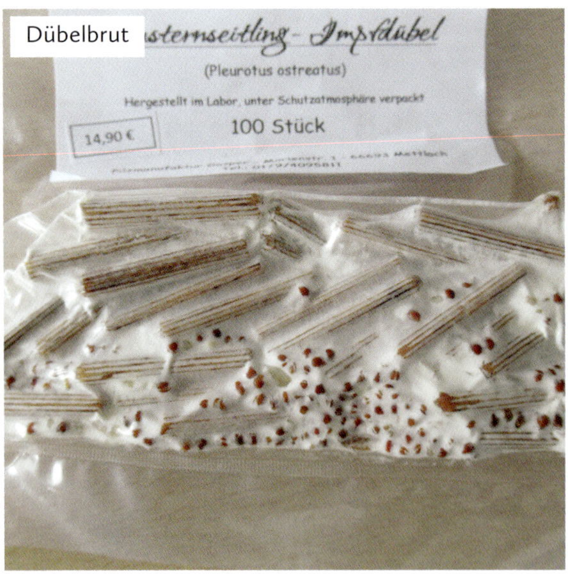

Dübelbrut

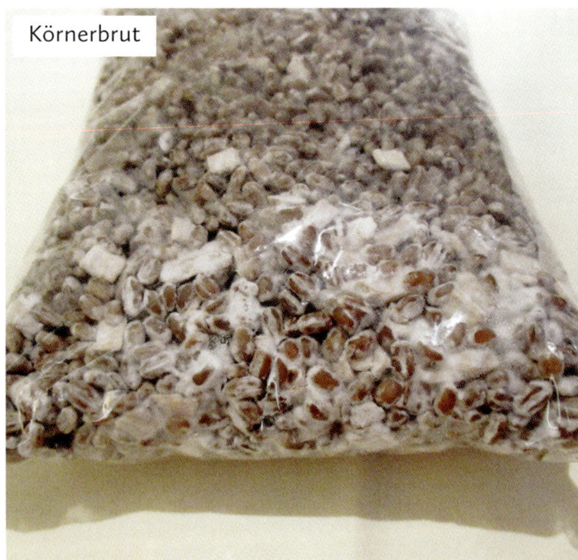
Körnerbrut

Hygiene

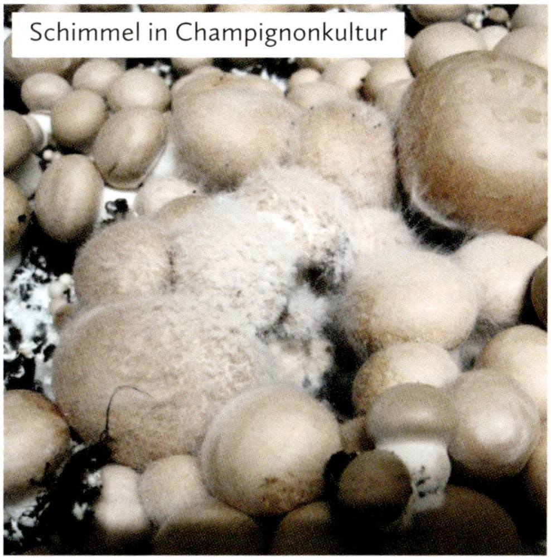

Für die Pilzzucht ist Hygiene die oberste Grundregel. Will man eine bestimmte Pilzart fördern, muss man versuchen, die Konkurrenz möglichst auszuschließen. Und die Konkurrenz ist immer und überall: Unzählige Pilzsporen befinden sich in jedem Kubikmeter Luft, im Boden und auf und in verschiedenen Substraten. Und sie nutzen die optimalen Bedingungen, die den Zuchtpilzen geboten werden, genauso, um zu wachsen und zu fruchten.

Sehr wichtig ist es also durch sauberes Arbeiten und entsprechende Hygienemaßnahmen andere Pilzarten aus der Kultur auszuschließen. Das fängt mit sauberen Werkzeugen und sterilisierten Substraten an und endet bei behandschuhten Händen und mit Alkohol abgewischten Flächen.

Bei Pilzanbau in geschlossenen Räumen, diese unbedingt regelmäßig lüften. Gefäße wie Blumentöpfe oder Plastiksäcke am besten neu oder optimal gereinigt verwenden. Die Pilzbrut möglichst nicht mit bloßen Händen anfassen, z. B. bei mehrmaliger Entnahme von Körnerbrut immer neuen, sauberen Löffel oder Einmalhandschuhe verwenden. Überzählige Pilzbrut gut verpackt, separat im Kühlschrank lagern.

Geeignete Arten

ZUM ANBAU EIGNEN SICH AUSSCHLIESSLICH PILZARTEN, DIE ALS ZERSETZER (SAPROBIONTEN) LEBEN.

Sie können Energie zum Leben aus abgestorbenem, organischem Material gewinnen und sind relativ anspruchslos. Was aber nicht bedeutet, dass es unter ihnen keine hoch spezialisierten Arten gibt, die entweder nur bestimmte Holzarten, tierische Überreste oder Pflanzenteile, wie z. B. die Fruchtbecher der Kastanie, besiedeln. Ein Beispiel für einen anpassungsfreudigen Zersetzer, der mit seinem Ausbreitungspotenzial schon um die halbe Welt gekommen ist, ist der aus Australien stammende Tintenfischpilz (*Clathrus archaeri*).

Tintenfischpilz (*Clathrus archaeri*)

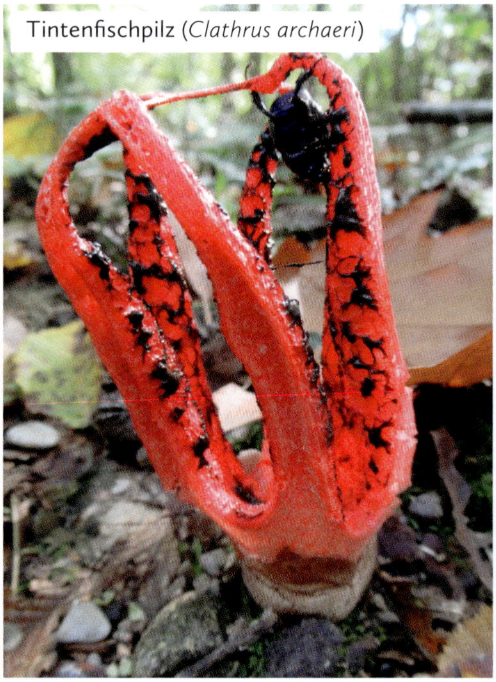

Auch parasitische Arten lassen sich industriell zum Teil kultivieren, beispielsweise Mutterkorn (*Claviceps purpurea*), wenn man die geeigneten Wirte pflegt und geeignete Wachstumsbedingungen für die entsprechenden Pilzarten schafft. Ein anderes Beispiel ist die Myzelkultur des Asiatischen Raupenpilzes (*Cordyceps sinensis*).

Geeignete Arten für Einsteiger:

Für einen Einstieg empfiehlt es sich Pilzarten auszuwählen, die geringe Ansprüche an das Substrat und die Kulturbedingungen stellen.

› Empfehlenswert auf Holz oder Fertigsubstratblöcken sind Austernseitling, Shiitake und Samtfußrübling.

Empfehlenswerte Arten für Fortgeschrittene:

Sind die ersten Versuche gut gelungen und man hat etwas Erfahrung gesammelt, kann man sich durchaus an anspruchsvollere Arten wagen, die hohe Ansprüche an das Substrat stellen und Anbaufehler nicht verzeihen.

› Für spezielle Kompostmischungen sind Champignon, Schopftintling und Parasol geeignet.

› Auf Fertigsubstrat können auch Igelstachelbart und Glänzender Lackporling ausprobiert werden.

Austernseitlinge (*Pleurotus ostreatus*) auf Fertigsubstrat

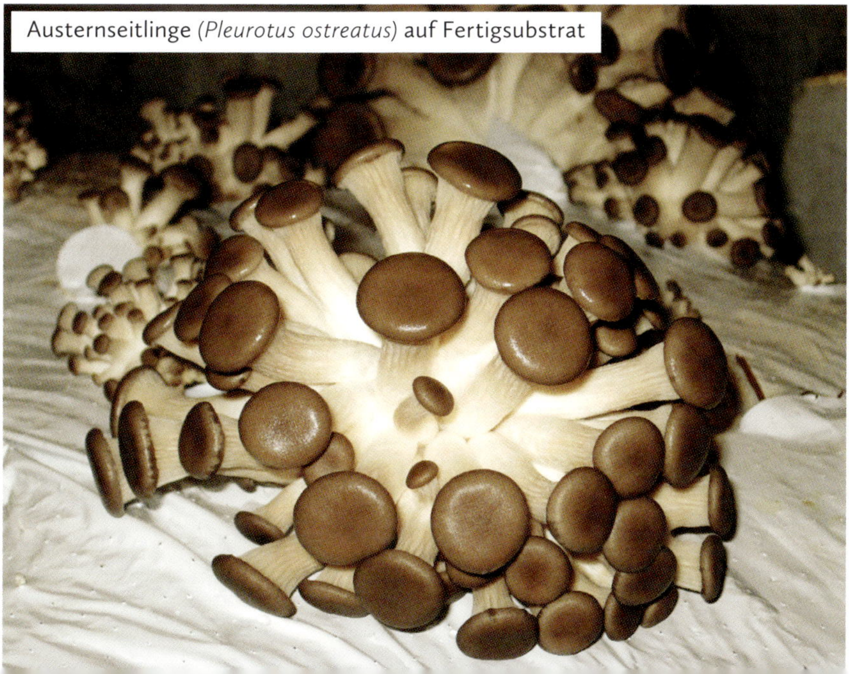

Methoden

Die Auswahl des Holzes (Hart- oder Weichholz) hat auch Einfluss auf die anzuwendende Impfmethode. Zur Auswahl stehen **Schnitt-**, **Scheiben-**, **Bohrloch-** oder **Dübel-Impfung**.

Bei der **Schnitt-Impfung** werden mindestens 1 cm breite Einschnitte seitlich in das Holz gemacht, mit Körnerbrut gefüllt und verschlossen (Klebeband).

Für die **Scheiben-Impfung** wird statt des Einschnittes eine mehrere Zentimeter dicke Scheibe vom stehenden Stammstück abgesägt, die Körnerbrut dazwischen gelegt und ebenso verschlossen.

Bei der **Bohrloch-Impfung** werden, wie der Name sagt, in das Stammstück rundum Löcher gebohrt, mit Körnerbrut gefüllt und verschlossen. Zum Verschließen eignen sich im Handel angebotene 15-mm-Holzscheibchen gut.

Am einfachsten ist die **Dübel-Impfung**. Hier werden im Dübeldurchmesser rundum Löcher gebohrt und dann die mit vom Pilzmyzel durchwachsenen Holzdübel eingeschlagen. Das Verschließen der beimpften Stellen gegen Insekten und Schnecken ist hier nicht notwendig.

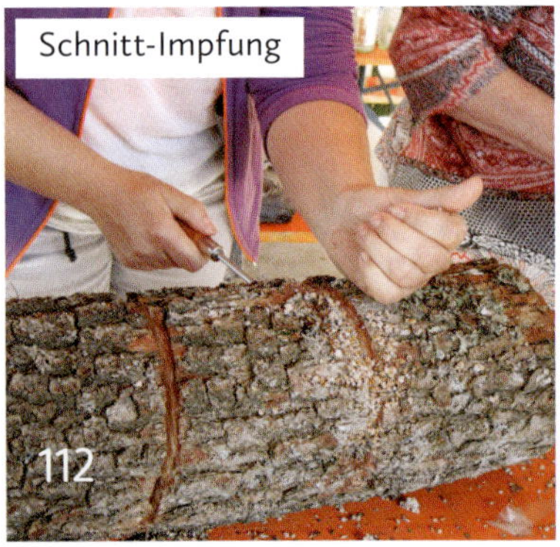
Schnitt-Impfung

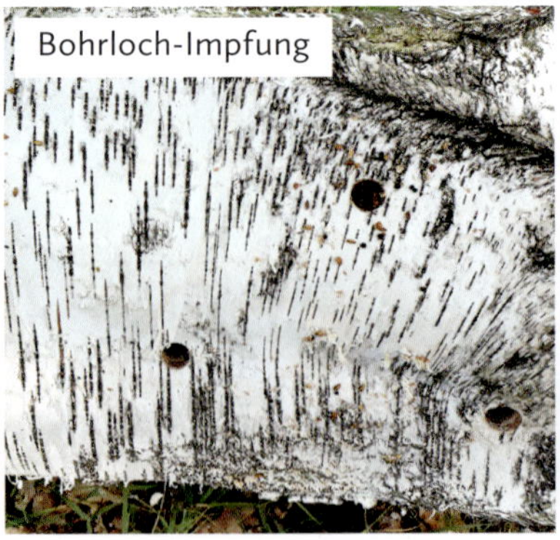
Bohrloch-Impfung

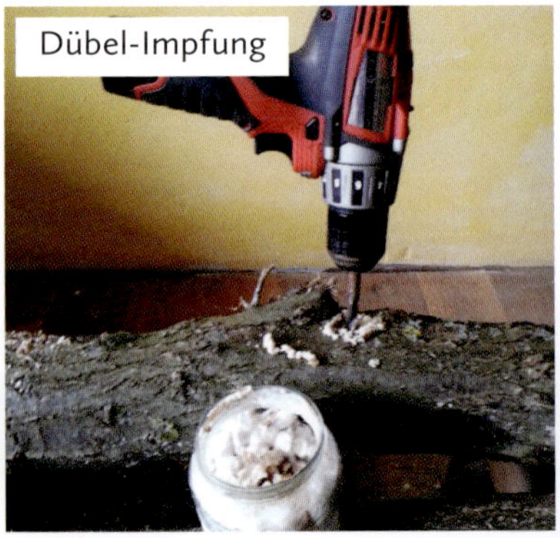
Dübel-Impfung

Wasser

Die Grundvoraussetzung für das Wachstum von Pilzen ist das Vorhandensein von Wasser. Um unsere Pilzkulturen ausreichend mit Wasser zu versorgen, können verschiedene Methoden angewendet werden.

In der **Wachstumsphase** in Kulturgefäßen ist **tägliches** Besprühen mit einem Pflanzensprüher oder einer Pumpspritze ein Mittel der Wahl. Ebenso gut kann man die ganze Kultur täglich durchdringend gießen. Das wird jedoch mit fortschreitendem Myzelwachstum schwieriger, da das Wasser kaum noch in das dichte Myzel eindringt und häufig an der Oberfläche stehen bleibt. Bei handlichen Kulturgefäßen kann auch durch Duschen bewässert werden.

Eine weitere Bewässerungsmethode ist das **Tauchen** kleinerer Kulturgefäße, was hauptsächlich in der **letzten Phase**, der Entwicklung der Fruchtkörper, zur Anwendung kommt, da hier ein erhöhter Wasserbedarf besteht, damit die angelegten Primordien sich mit Wasser füllen und nicht vertrocknen.

Bei Freilandkulturen auf Holz sollten die Substrate ebenso ausreichend feucht gehalten werden. Da Holz Wasser speichern kann, reichen mitunter der Bodenkontakt und die natürlichen Niederschläge an einem schattigen Platz im Garten.

Temperatur

Die Temperaturführung sollte für alle Methoden gleichmäßig gehalten werden. Für einige Arten, wie Austernseitling, liegt das Optimum bei Zimmertemperatur (18–20 °C). Andere, wie Champignon, fühlen sich eher bei Kalthaus-Temperaturen (8–12 °C) wohl. Temperaturreduzierung löst z. B. beim Austernseitling die Fruchtkörperbildung aus. Hohe Temperaturen bergen immer das Risiko der Austrocknung, sofern nicht regelmäßig befeuchtet wird oder der Kulturansatz in einem geschlossenem System gehalten wird, z. B. Kultur im Plastik-Sack.

Sauerstoff

Aber keine Angst vor frischer Luft! Im Gegenteil ist es sehr wichtig, Pilzkulturen gut zu belüften, d. h. für Luftaustausch zu sorgen. In größerem Rahmen kann dies mit Ventilatoren erfolgen. Im Kleinen genügt Frischluftzufuhr durch das Lüften der Räume.

Sehr wichtig ist generell, dass kein Wasser dauerhaft in Untersetzern von Kulturgefäßen steht. Das würde die Durchlüftung der Kultur verhindern und langfristig zu Fäulnis und Schimmel führen. Also nach dem Bewässern Untersetzer stets ausleeren.

Aufmerksamkeit

Um gesundes Myzelwachstum und reichliche Fruchtkörperbildung zu erzielen, ist es nötig seine Pilzzucht, zumindest am Anfang, täglich in Augenschein zu nehmen, um eventuell auftretende Probleme, wie Schädlinge, sofort erkennen zu können und Abhilfe zu schaffen. Ob Sie, lieber Leser, dabei mit den Pilzen sprechen, Musik abspielen oder gar selbst singen, bleibt Ihren Vorlieben überlassen.

Erfolgs-Voraussetzungen für alle einfachen Anbau-Methoden

- **richtige Auswahl der Pilzart:** Speisepilz oder Vitalpilz
- **richtige Auswahl des Ortes:** Anbau außen oder innen, gleichmäßige Temperatur, gute Belüftung, genügend Feuchtigkeit, keine Austrocknung
- **richtige Auswahl des Substrates:** Beschaffungsmöglichkeit, Bearbeitungsmöglichkeit, Erntezeitraum, sauberes Material
- **richtige Auswahl der Brut:** Art der Brut je nach Substrat, schnelle Lieferung vom Produzenten, optimale Jahreszeit

Für die eigene Herstellung der Pilzbrut benötigt man einen sterilen Raum und viel Zeit. Für die Impfmethoden Scheiben-, Schnitt-, Bohrloch- und Dübel-Impfung werden viele verschiedene Pilzbrutvarianten und auch fertige Pilzsubstrat-Sets (Fertigkulturen) angeboten. Deshalb seien hier beispielhaft interessante Anbaumethoden mit verschiedenen fertigen Pilzbruten auf unterschiedlichen Substraten vorgestellt, die relativ einfach sind und zuverlässig gelingen.

Zur Pilzzucht aufgestellte Stämme

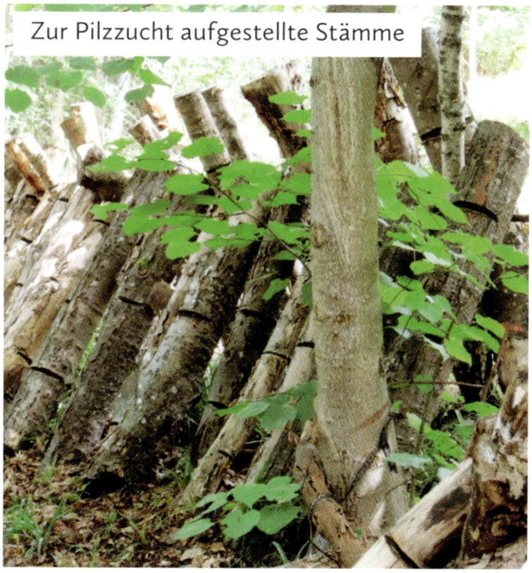

Für Einsteiger

Austernseitling auf Kaffeesatz

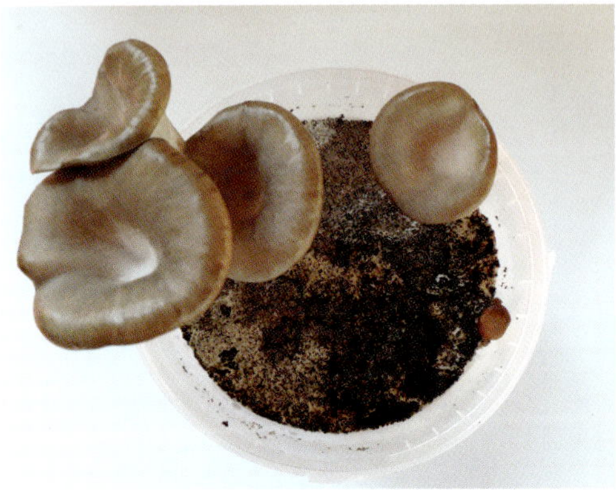

Austernseitlinge (*Pleurotus ostreatus*) sind sehr robuste Kulturpilze, die recht gut auf verschiedenen Substraten wachsen und wegen ihrer festen Fruchtkörper und des pilzig-nussigen Geschmacks geschätzt werden. Die Pilzbrut ist ganzjährig bei verschiedenen Zuchtbetrieben zu bekommen. Es gibt auch fertige Anzuchtsets, z. B. in Gartenfachmärkten.

Kaffeesatz fällt als Abfallstoff täglich in vielen Haushalten, Cafés oder Firmen an. Wer selbst keinen Kaffee trinkt, kann dort oft kostenlos fündig werden. Man kann täglich eine frische, feuchte Schicht aufbringen oder aber größere Mengen trocknen, sammeln und nach Wiederbefeuchtung dann auf einmal verarbeiten. Auf keinen Fall größere Mengen einfach feucht stehen lassen, dann bildet sich Schimmel und das Material ist als Substrat nicht mehr geeignet.

› **Man benötigt** Körnerbrut vom Austernseitling, Kaffeesatz, Orchideentöpfe (durchsichtig), dazu passende Untersetzer, einen Pflanzensprüher mit Wasser, Einmalhandschuhe und einen großen Löffel sowie einen warmen Platz auf dem Fensterbrett.

Schritt für Schritt

- neue oder gut gereinigte, durchsichtige Orchideentöpfe auf Untersetzer stellen
- mittels Löffel ca. 1 cm feuchten Kaffeesatz einfüllen
- darauf mit behandschuhter Hand etwas Körnerbrut verteilen
- mit Pflanzensprüher befeuchten
- erneute Schicht feuchten Kaffeesatz darauf verteilen
- wiederum Pilzbrutschicht aufbringen
- mit Pflanzensprüher befeuchten
- weiterhin abwechselnd Kaffeesatz mit Pilzbrut schichten, bis das Gefäß ca. 1 cm unter dem Rand gefüllt ist
- **wichtig**: mit Kaffeesatz abschließen, mit Pflanzensprüher befeuchten und an einem warmen Platz auf dem Fensterbrett aufstellen
- nun täglich 1–2 Mal mit Wasser besprühen und das Wachstum der Pilzhyphen beobachten
- bei Erscheinen der kleinen Fruchtkörper täglich tauchen oder duschen
- Ernte der ausgewachsenen Fruchtkörper ca. 8 Tage später
- vom Ansatz bis zur Ernte dauert es ca. 4 Wochen
- wenn die Austernseitlinge abgeerntet sind, durchwachsenes Substrat in ein größeres Gefäß mit neuem Kaffeesatz umtopfen: unten, oben und drumherum Kaffeesatz einfüllen

Tipps

- sehr wichtig ist sauberes Arbeiten, um keine Konkurrenzpilze zu begünstigen (Schimmel)
- übrige Pilzbrut kann man für einige Zeit gut im Kühlschrank aufbewahren
- sehr wichtig ist, dass das Gefäß von unten ausreichend belüftet ist (Orchideentopf ideal, andere Gefäße unten durchlöchern, nie Wasser im Untersetzer stehen lassen)
- im Gefäß unten und oben Kaffeesatzschicht
- die Kaffeereste bekommen oft durch das tägliche Befeuchten einen weißlichen Überzug auf der Oberfläche (ausgeblühte Salze, kein Schimmel)
- sobald (etwa nach 3 Wochen) kleine Fruchtkörper sichtbar sind, benötigen die Pilze sehr viel Wasser, damit die Fruchtkörper wachsen können und nicht vertrocknen, deshalb dann lieber täglich tauchen oder abduschen
- die Austernseitlinge schmecken nicht nach Kaffee
- das Umtopfen in jeweils größere Gefäße kann man mehrfach wiederholen

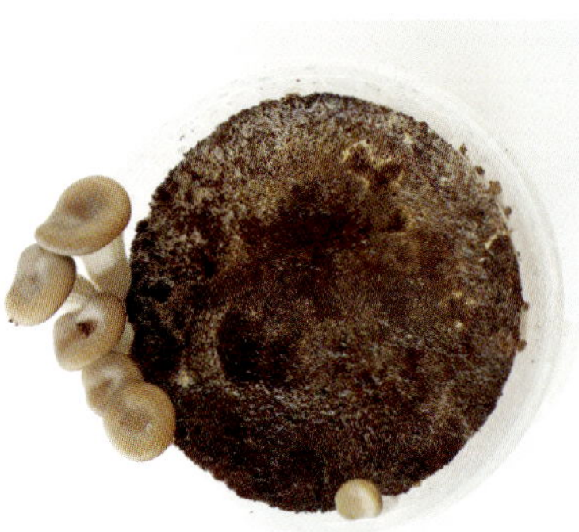
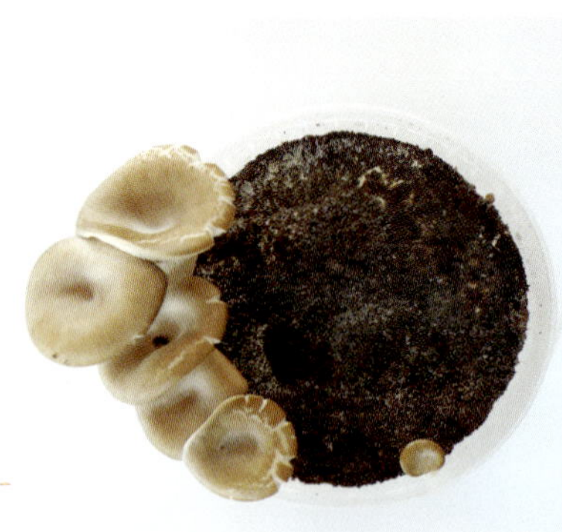
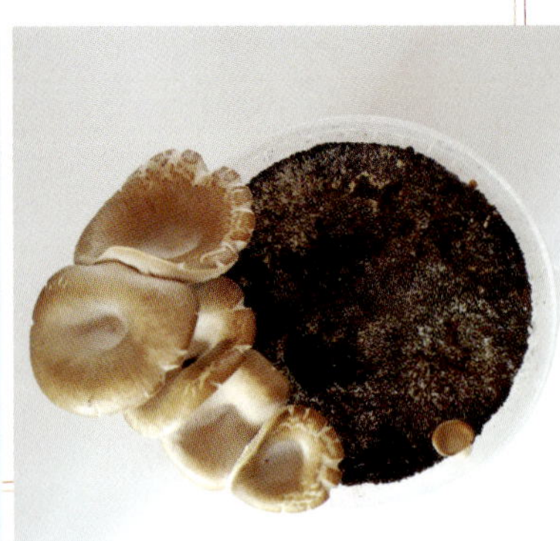

Probleme und Abhilfe

- kein sichtbares Wachstum zu erkennen: regelmäßig befeuchten, Topf wärmer aufstellen
- Topf mit Schimmel oder Fremdpilzen bewachsen: leider nichts zu retten, unsauber gearbeitet
- keine Größenzunahme der Fruchtkörper oder dieser vertrocknet: mehr oder öfter Wasser erforderlich – Gießen, Duschen, Tauchen des Gefäßes, vor dem Vertrocknen ernten

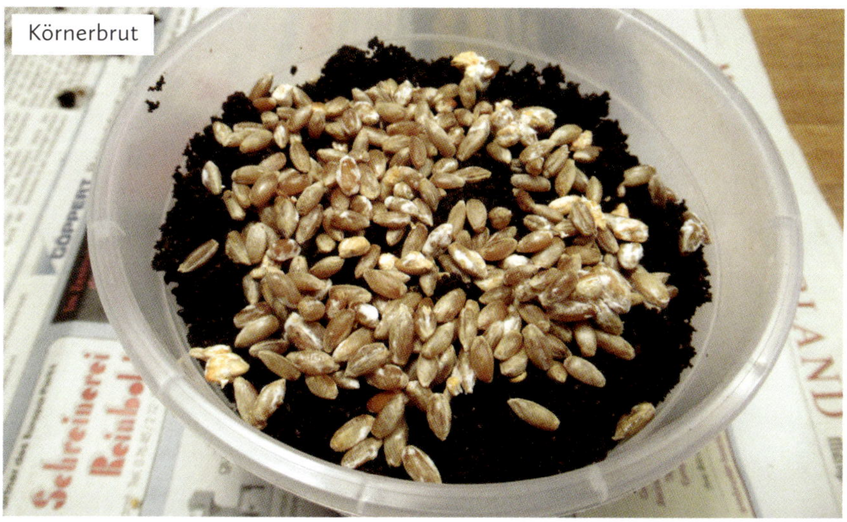
Körnerbrut

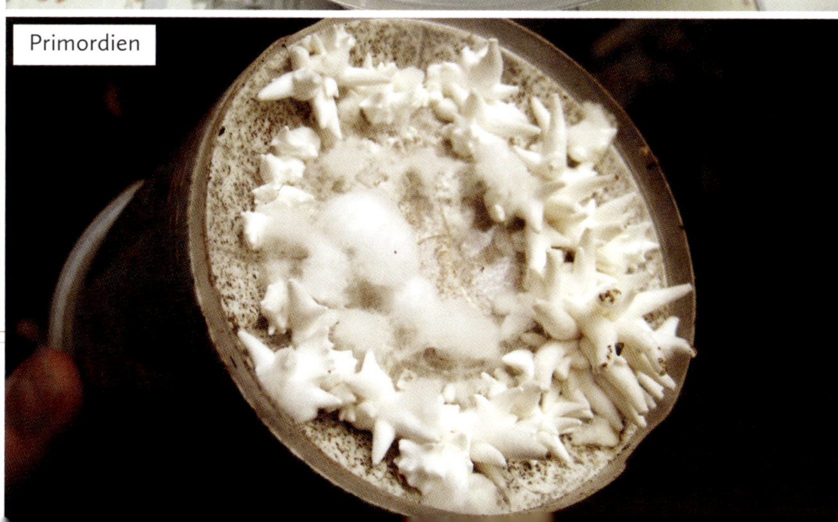
Primordien

Lungenseitling auf Stämmen im Garten

Der Lungenseitling (*Pleurotus pulmonarius*) wächst in der Natur auf Laubholz (Hart- und Weichholz) und wird häufig mit dem an gleichen Standorten vorkommenden Austernseitling verwechselt, der aber nur im Winter Fruchtkörper bildet. In der Regel ist er heller gefärbt als Letzterer und seine Lamellen laufen deutlich am seitlichen Stiel herab.

Der Anbau wird idealerweise im Frühjahr auf Stammstücken wenige Monate nach dem Fällen vorgenommen. Nach dem Beimpfen werden diese zum Durchwachsen bis zum Herbst mit Ästen und Laub abgedeckt (eingemietet). Die Stämme sind durchwachsen, wenn das Myzel an den Stirnseiten zu sehen ist.

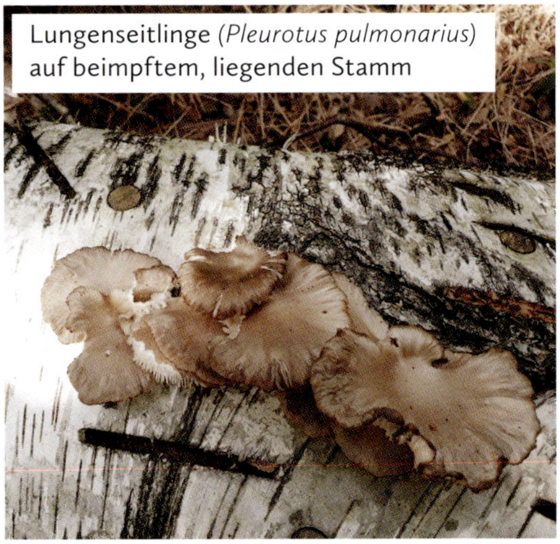
Lungenseitlinge (*Pleurotus pulmonarius*) auf beimpftem, liegenden Stamm

Danach werden die Stammstücke an einer schattigen Stelle einige Zentimeter eingegraben. Aber auch liegende Stämme können so genutzt werden, wobei das Abdecken und Eingraben entfällt. Für die Beimpfung eignet sich Körnerbrut. Diese kann im Kühlschrank zwischengelagert werden.

› **Man benötigt** Körnerbrut, Rundholzscheiben, Akkubohrmaschine, Schlangen-Holzbohrer (den Rundholzscheiben angepasst) und einen Hammer.

Schritt für Schritt

› geeignete Stämme auswählen, vorzugsweise Birke und Weide
› in Abständen von jeweils 15 cm gleichmäßig verteilt Löcher bohren
› die Löcher mit Körnerbrut füllen
› mit den Rundholzscheiben die Löcher verschließen
› für die Durchwachsphase einmieten
› danach an schattiger Stelle 5 cm eingraben

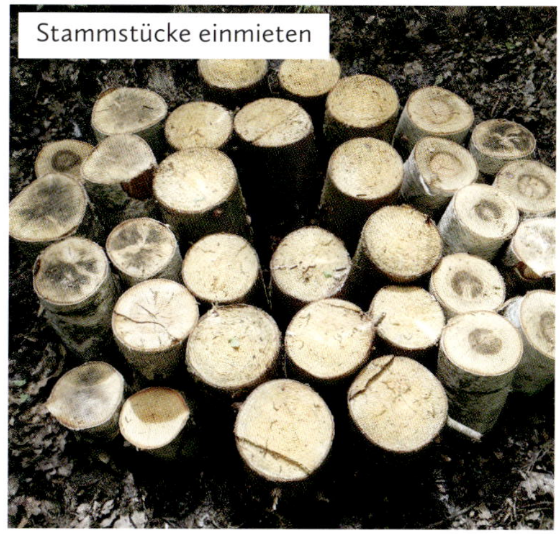

Tipps

› je mehr Löcher gebohrt und gefüllt werden, umso größer ist die Wahrscheinlichkeit des Erfolgs
› bei Hartholz kann es lange dauern, bis das Myzel das Holz durchwachsen hat und die ersten Fruchtkörper zu sehen sind
› bei Weichholz können bei Beimpfung im Frühjahr bereits im Herbst die ersten Fruchtkörper wachsen

Probleme und Abhilfe

› es können Konkurrenzfruchtkörper anderer Pilzarten auftreten
› Pilze bestimmen – es könnten andere Vital- oder Speisepilze sein

Für Fortgeschrittene

Shiitake auf Ästen im Garten

Der in Asien beheimatete Shiitake (*Lentinula edodes*) wächst in Mitteleuropa nur als Zuchtpilz meist auf Eiche. Er verursacht Weißfäule im Holz.

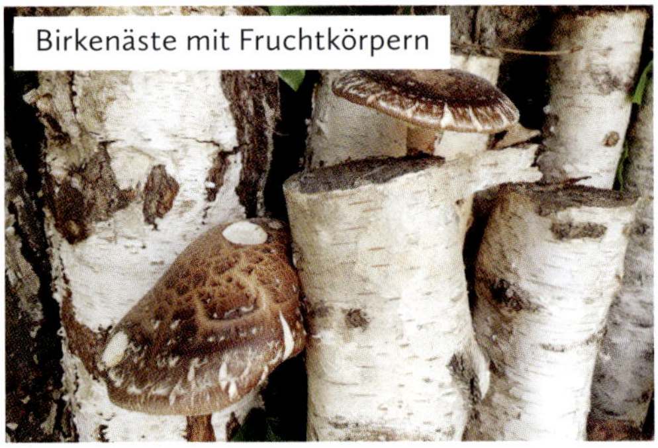
Birkenäste mit Fruchtkörpern

Der Anbau kann auch auf anderen Laubholzarten (Hart- und Weichholz) wenige Monate nach dem Fällen erfolgen. Am besten geeignet sind dafür Aststücke (ca. 10 cm Durchmesser und 1 m lang). Wegen des geringen Durchmessers ist die einfachste Methode die Verwendung von mit Myzel durchwachsenen Dübeln. Diese können im Kühlschrank zwischengelagert werden.

Nach dem Beimpfen werden die Äste für die Durchwachsphase mit Laub abgedeckt (eingemietet). Die Äste sind durchwachsen, wenn das Myzel an den Stirnseiten zu sehen ist. Dann werden sie an einem schattigen Ort aufgestellt oder aufgeschichtet.

Die Besonderheit beim Shiitake ist, dass durch einen sogenannten Schock die Fruchtkörperbildung angeregt werden kann. Dazu werden die Äste zwei Tage in Wasser eingelegt und anschließend mit der Stirnseite mehrmals auf den Boden aufgeschlagen. Nach zwei Wochen ist dann die Ernte zu erwarten.

› **Man benötigt** Impfdübel, Akkubohrmaschine, Holzbohrer (dem Dübeldurchmesser angepasst) und einen Hammer.

Schritt für Schritt

- geeignete Äste auswählen, vorzugsweise Eiche und Birke
- in Abständen von 10 cm gleichmäßig verteilt Löcher bohren
- Impfdübel in die Löcher einschlagen
- für die Durchwachsphase einmieten
- danach an einem schattigen Ort lagern

Tipps

- je mehr Impfdübel pro Ast verwendet werden, umso größer ist die Wahrscheinlichkeit des Erfolgs
- bei Hartholz dauert es länger, bis das Myzel das Holz durchwachsen hat und die ersten Fruchtkörper zu sehen sind
- zur Beeinflussung des Erntezeitpunkts kann das Myzel geschockt werden

Probleme und Abhilfe

- Lagerstelle könnte zu trocken sein: umlagern und anders aufstellen oder aufschichten
- Fruchtkörperbildung anregen: Stämme kann man zu diesem Zweck schütteln oder mehrmals auf dem Boden aufschlagen

Für das erste Kennenlernen eignen sich Fertigkulturen (von Myzel durchwachsene Substratblöcke) – man braucht nur noch auf die Ernte zu warten.

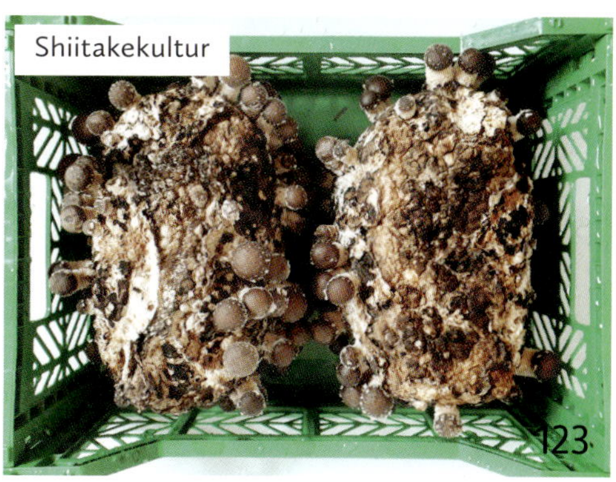

Shiitakekultur

Champignon auf Fertigsubstrat

Das Substrat für die Champignonzucht selbst herzustellen ist zu aufwendig, da dazu unbedingt Pferdemist gebraucht wird.

Deshalb sollte man anfangs ein Pilzzucht-Set kaufen. Das Set besteht aus einem Karton mit durchwachsenem Pilzsubstrat und einem Beutel Erde zum Abdecken. Es enthält eine genaue Anleitung. Die Erde wird gleichmäßig auf dem Substrat verteilt und das Set an einen kühlen Platz gestellt. Das abgedeckte Zucht-Set sollte möglichst steril gehalten werden, um Pilzfliegen fernzuhalten und so mehrere Zuchtfolgen zu ermöglichen. Bei entsprechendem Feuchthalten (Besprühen und Gießen) hat das Myzel nach ca. 4 Wochen die Erdschicht durchwachsen und erste Fruchtkörper können sich bilden. Nach mehreren Erntewellen kann das alte Substrat, entsorgt auf dem Kompost, nochmals Fruchtkörper bilden.

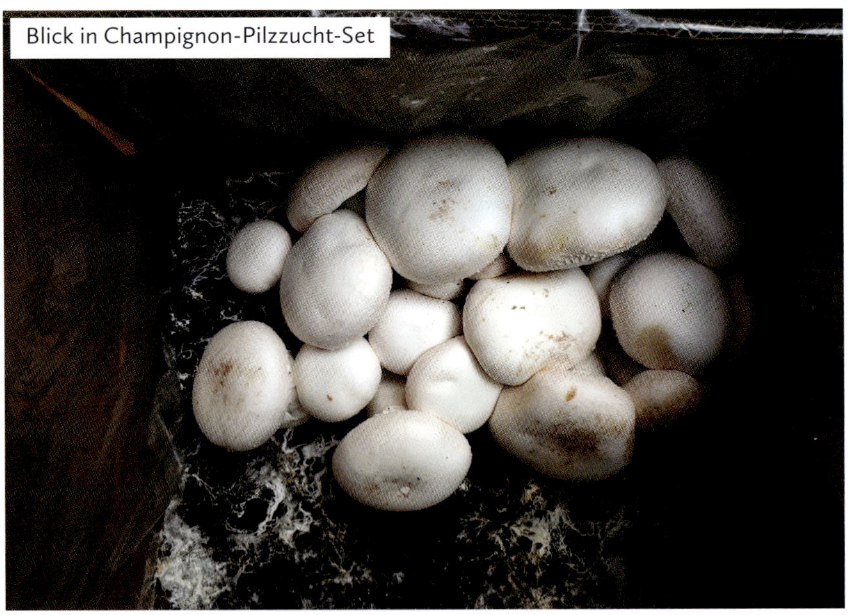

Blick in Champignon-Pilzzucht-Set

Schritt für Schritt

- geeignete Standorte für Durchwachs- und Erntephase aussuchen
- Ansatz der Pilzkultur nach Anleitung
- Umbau des Kartons zum Pilzgewächshaus nach Anleitung

Tipps

- sauberes Arbeiten, um keine Konkurrenzpilze zu begünstigen (Schimmel)
- gleichmäßig feucht halten
- Fruchtkörper vor dem Aufschirmen ernten

Probleme und Abhilfe

- kein sichtbares Wachstum zu erkennen: mehr befeuchten, wärmer stellen
- mit Schimmel oder Fremdpilzen bewachsen: leider nicht zu retten
- von Schadinsekten befallen: belüften

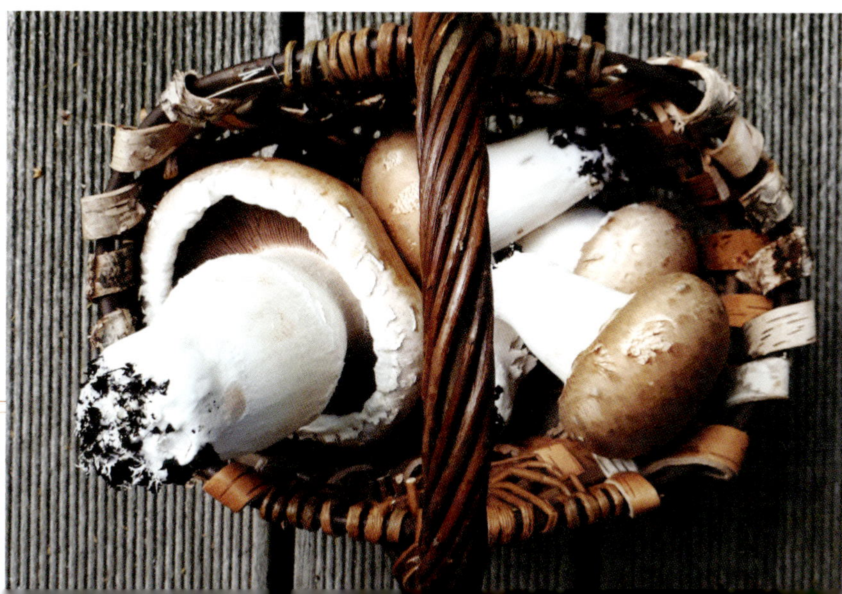

Für naturnahe Gärten

Glänzender Lackporling auf Baumstümpfen – biologische Rodung

Der Glänzende Lackporling wächst in der Natur auf Hartholz und verursacht Weißfäule, indem er den Holzbestandteil Lignin zersetzt.

Eine spezielle Form des Anbaus ist die Verwendung von vorhandenen Baumstümpfen, mit der Idee, deren Zersetzung durch nutzbare Pilze zu beschleunigen – biologische Rodung.

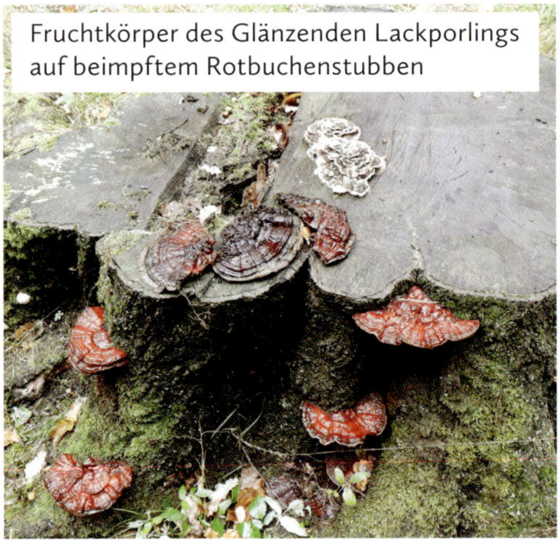
Fruchtkörper des Glänzenden Lackporlings auf beimpftem Rotbuchenstubben

Diese dauert bei Hartholz mehrere Jahre. Die Baumstümpfe sollten wenige Monate nach dem Fällen beimpft werden, da das Substrat sonst schon von anderen holzzersetzenden Pilzen besiedelt ist. Die einfachste Methode dafür ist die Beimpfung mit von Myzel durchwachsenen Dübeln. Diese können im Kühlschrank zwischengelagert werden.

› **Man benötigt** Impfdübel, Akkubohrmaschine, Holzbohrer (dem Dübeldurchmesser entsprechend) und einen Hammer.

Schritt für Schritt

- geeignete Baumstümpfe auswählen, vorzugsweise Rotbuche
- in Abständen von jeweils 10 cm gleichmäßig verteilt Löcher bohren
- Impfdübel in die Löcher einschlagen

Tipps

- je mehr Impfdübel pro Baumstumpf verwendet werden, umso größer ist die Wahrscheinlichkeit des Erfolgs
- bei Rotbuche kann es lange dauern, bis das Myzel das Holz durchwachsen hat und die ersten Fruchtkörper zu sehen sind
- Bildung von Fruchtkörpern ist bei Hartholz über mehrere Jahre möglich
- die Fruchtkörper rechtzeitig vor Befall mit Insekten ernten

Probleme und Abhilfe

- es können gleichzeitig Konkurrenzfruchtkörper anderer wild wachsender Pilzarten auftreten
- Pilze bestimmen; es könnten andere Vitalpilze sein

Für den Anbau von Pilzen im Garten eignen sich Holz, Holzschnitzel, Stroh und Kompost je nach Möglichkeiten und Erfahrungen. Holz hat den Vorteil, dass es in die Gestaltung des Gartens längerfristig mit einbezogen werden und Erträge über mehrere Jahre liefern kann. Möglich sind zum Beispiel Beetbegrenzungen aus beimpften Hartholzstämmen, d. h. Pilze sind sowohl im als auch am Hochbeet zu ernten.

Nachdem die Durchwachsphase des Holzes mit dem Myzel (siehe oben) abgeschlossen ist, können mit den Stämmen an schattigen Stellen des Gartens Rabatten, Beete und Hochbeete gestaltet werden. Je nach Pilz- und Holzart sind für mehrere Jahre Erträge von bis zu 30 % des Holzgewichts möglich. Sind die Stämme als Substrat verbraucht, können sie ersetzt werden.

Schopftintling im Hochbeet

Für den Anbau von Pilzen auf Stroh im Hochbeet im Garten eignet sich der Schopftintling. Er ist wegen seiner kurzen Haltbarkeit kein Handelspilz.

Im Handel sind praktische Abpackungen, bestehend aus Strohpellets, Körnerbrut und einer genauen Anleitung erhältlich. Die Strohpellets müssen mehrere Tage in Wasser eingeweicht, dann mit der Körnerbrut durchmischt und in mitgelieferte Beutel gefüllt werden.

Nach ca. 5 Wochen in warmer Umgebung ist das Stroh vom Myzel durchwachsen. Nun wird das Substrat entnommen, an einer schattigen Stelle im Garten eingegraben und mit Erde abgedeckt.

Nach 7 Wochen kann mit ersten Fruchtkörpern gerechnet werden. Auch im Folgejahr sind Ernten möglich.

Schritt für Schritt

- Pellets (gepresstes Stroh) einweichen nach Anleitung
- durchfeuchtete Pellets mit Körnerbrut nach Anleitung mischen – beimpfen
- Pilzkultur durchwachsen lassen
- durchwachsene Pilzkultur im Hochbeet nach Anleitung vergraben

Tipps

- Hochbeet mit nährstoffreicher Erde füllen
- gleichmäßig feucht halten
- Fruchtkörper ausschließlich in schneeweißem Zustand (vor dem Auflösen) ernten

Probleme und Abhilfe

- kein sichtbares Wachstum zu erkennen: befeuchten
- Fruchtkörper zu Tinte zerlaufen: eher ernten

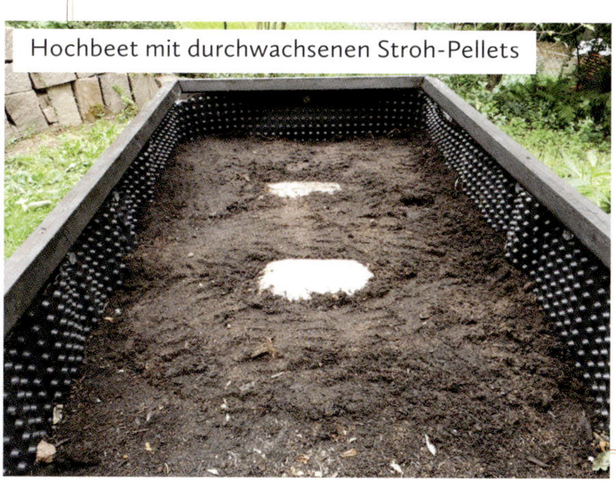

Hochbeet mit durchwachsenen Stroh-Pellets

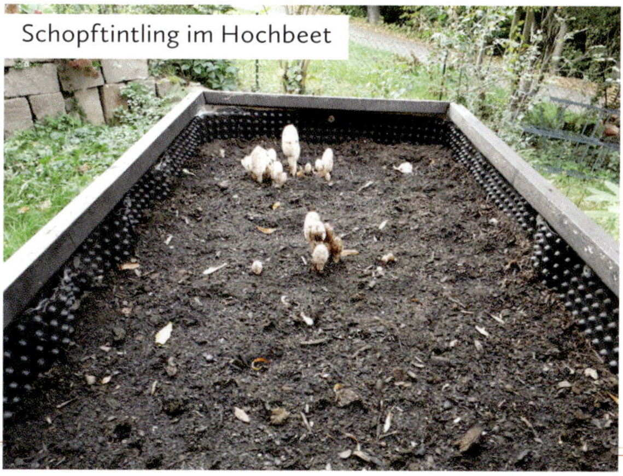

Schopftintling im Hochbeet

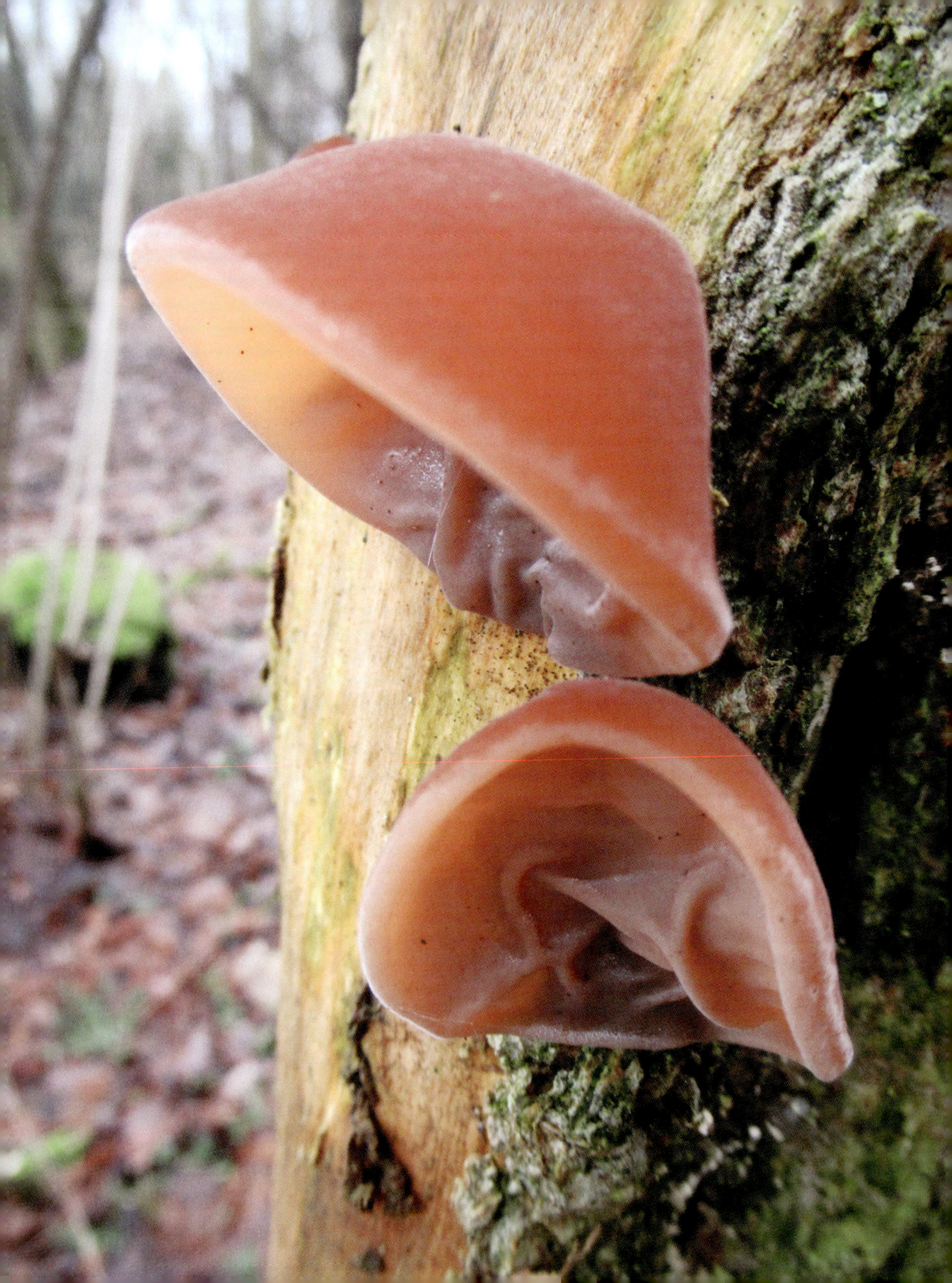

Vitalpilze

Interpretation

In diversen Medien ist von heilenden Pilzen, Heil-, Medizinal- oder Vitalpilzen die Rede. Diese werden augenscheinlich zu therapeutischen Zwecken beworben bzw. deren Anwendung zur Verbesserung der Gesundheit propagiert. Eine Definition bleibt vage.

Pilze, denen heilende Wirkungen nachgesagt werden, werden somit als sogenannte Vitalpilze bezeichnet. Sie sind in Deutschland, zum Teil als Lebensmittel (Speisepilze) oder Nahrungsergänzungsmittel deklariert, daher unterliegen sie den entsprechenden Verordnungen.

> „Nahrungsergänzungsmittel sind beim Bundesamt für Verbraucherschutz und Lebensmittelsicherheit (BVL) registriert, unterliegen aber – im Gegensatz zu Arzneimittel – keiner Zulassungspflicht. Ein Nahrungsergänzungsmittel ist kein Arzneimittel."
>
> Deutsche Gesellschaft für Mykologie e.V.

Der Gebrauch des Begriffs Heilpilze in Deutschland ist nicht rechtskonform, da es sich nicht um Arzneimittel mit Zulassung und nachgewiesener Heilwirkung handelt, und kann strafrechtlich verfolgt werden.

Darreichungsformen/Zubereitungen

Speisepilze

Pilze, gar gekocht, frisch zubereitet verzehren oder getrocknete Pilze einweichen, gut garen und essen.

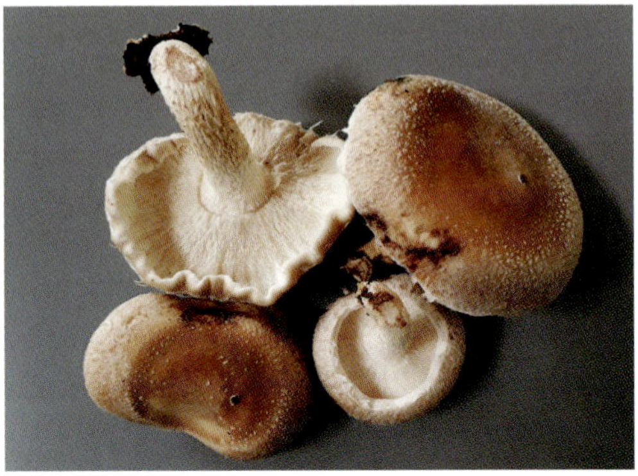

REZEPT

Suppe mit getrockneten Shiitake-Pilzen

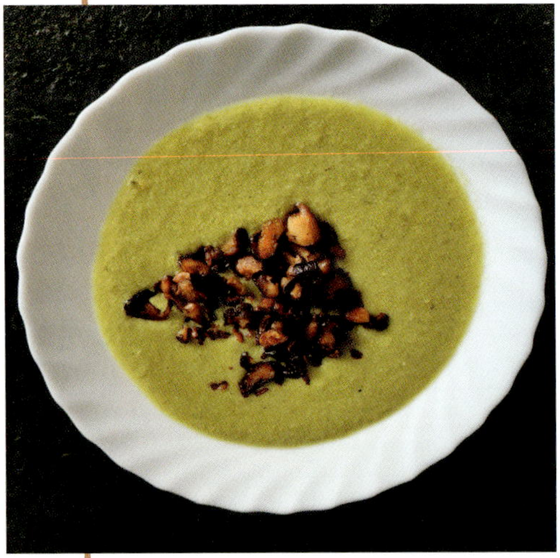

Getrocknete Shiitake sehr klein schneiden und über Nacht einweichen.

Die Pilze scharf braten und später über die fertige Suppe geben.

Zwei Bund Lauch und eine Zwiebel klein schneiden, aufkochen und pürieren. Dazu kommen Eigelb, Sahne und eine Mehlschwitze.

Alles wird nochmals aufgekocht und mit Muskat, Pfeffer und Salz abgeschmeckt.

Pilzpulver

Hierzu eignen sich keine roh giftigen Arten, wie Shiitake (*Lentinula edodes*) und Austernseitling (*Pleurotus ostreatus*)!

Pilze trocknen, grob zerkleinern und zu feinem Pulver mörsern oder mahlen. Unbedingt beachten: Hierbei handelt es sich um rohe Pilze! D. h. das Pilzpulver sollte roh nur in verschwindend geringen Mengen verwendet werden, z. B. zum Aromatisieren oder aber ausreichend mindestens 15 Minuten mitgegart werden.

Rezept

Pilzbutter mit pulverisierten Champignons

Klein geschnittene, getrocknete Champignons in Mörser, Kaffeemühle oder Mixer pulverisieren.

Eine Messerspitze Pilzpulver in einer Schüssel unter streichfähige Butter mischen.

Nicht verwendetes Pilzpulver in ein luftdichtes Gefäß abfüllen.

Champignon-Pulver kann in kleinen Mengen auch ungekocht verwendet werden.

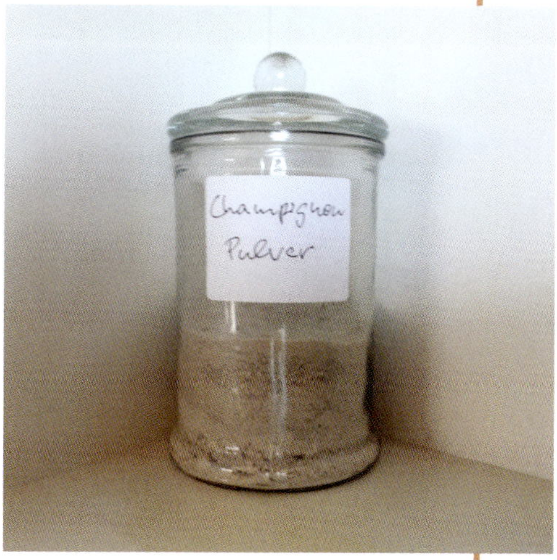

Teezubereitungen

Die einfachste Nutzung von Vitalpilzen sind die verschiedenen Teezubereitungen. Dabei werden insbesondere die Polysaccharide aufgeschlossen Man kann dazu sowohl frische als auch getrocknete Pilze verwenden. Durch den hohen Wasseranteil in frischen Fruchtkörpern ist etwa 5 Mal mehr Menge erforderlich als bei getrockneten.

Abkochung

Abkochungen sind besonders geeignet für weiche Fruchtkörper.

Heißwasserauszug

Heißwasserauszüge sind besonders geeignet für harte Fruchtkörper.

GRUNDREZEPT

Abkochung

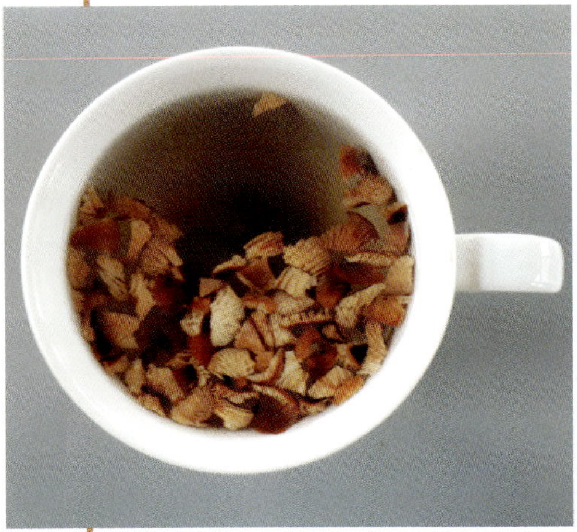

Das Grundrezept kann nach Menge und Pilzarten variiert werden.

1 Esslöffel klein geschnittene, getrocknete Pilze in eine Tasse geben.

Mit kochendem Wasser übergießen und ca. 30 Minuten ziehen lassen.

Durch ein Sieb abgießen und schon ist der frische Tee fertig.

Dieses Rezept ist für schnelle Anwendung.

GRUNDREZEPT

Heißwasserauszug

Das Grundrezept kann nach Menge und Pilzarten variiert werden.

1 Esslöffel klein geschnittene, getrocknete Pilze in ein Gefäß geben. Mit kochendem Wasser übergießen, abdecken und über Nacht stehen lassen. Dann etwa 24 Stunden abgedeckt ziehen lassen.

Durch ein Sieb abgießen und den Tee kalt oder erwärmt trinken.

Heiß aus der Thermoskanne ausgeschenkt, ist dieser Trunk besonders geeignet für Winterpilzwanderungen.

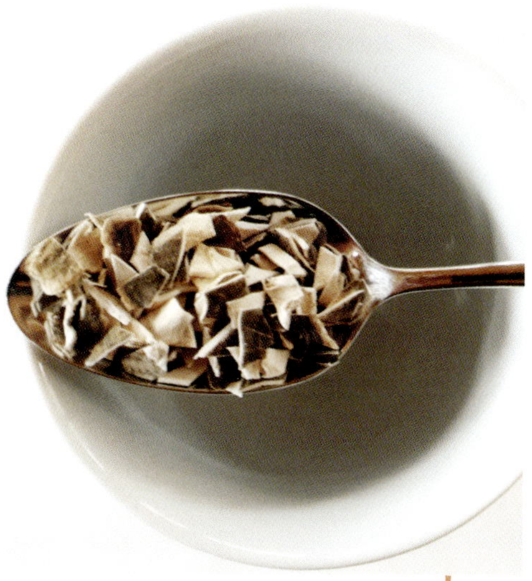

Geschmack verschiedener Tee-Zubereitungen

Pilzarten	Geschmack	Pilzarten	Geschmack
Judasohr	mild	Austernseitling	mild-muffig
Klappeschwamm	mild	Samtfußrübling	mild-muffig
Schmetterlingstramete	mild	Birkenporling	bitter
Shiitake	mild	Fichtenporling	bitter
Zunderschwamm	mild	Schiefer Schillerporling	bitter

Alkoholische Auszüge

Etwas aufwendiger ist die Nutzung von Vitalpilzen für alkoholische Auszüge. Dabei können Terpene und Polysaccharide aufgeschlossen werden. Dazu sind nur getrocknete Pilze geeignet.

Tinktur (Auszug)

Bei dieser Verarbeitung werden nur die Terpene aufgeschlossen.

GRUNDREZEPT

Tinktur

Das Grundrezept kann nach Menge und Pilzarten variiert werden.

Ein verschließbares Glas mit klein geschnittenen, getrockneten Pilzen füllen. Mit 45 %igem Alkohol auffüllen, verschließen und täglich schütteln. Die Pilze müssen vom Alkohol bedeckt sein.

Nach 3 Wochen durch ein Sieb abgießen, die Pilze auspressen und die Flüssigkeit in eine Flasche füllen.

Die Flasche dunkel aufbewahren.

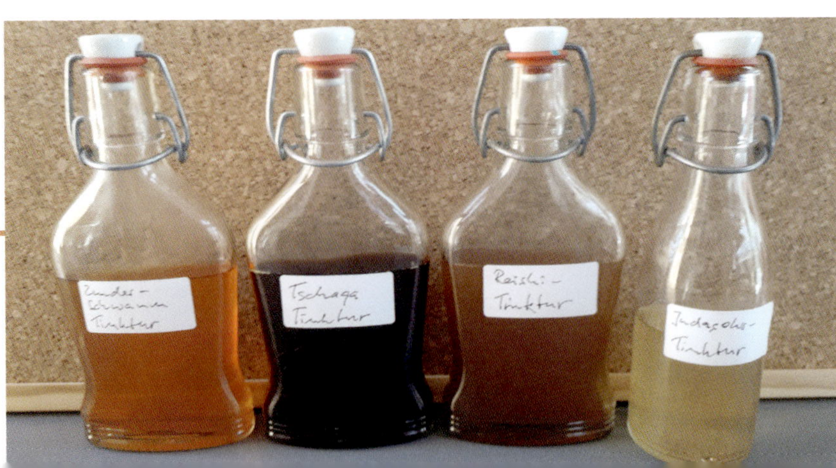

Extrakt-Tinktur (Doppelauszug)

Bei dieser Verarbeitung werden sowohl Polysaccharide als auch Terpene aufgeschlossen.

GRUNDREZEPT

Extrakt-Tinktur

Das Grundrezept kann nach Menge und Pilzarten variiert werden.

Ein verschließbares Glas mit klein geschnittenen, getrockneten Pilzen füllen. Mit 90–95 %igem Alkohol auffüllen, verschließen und täglich schütteln. Die Pilze müssen vom Alkohol bedeckt sein.

Nach etwa 3 Wochen durch ein Sieb abgießen, die Pilze auspressen und die Flüssigkeit in eine Flasche füllen. Die Flasche sollte etwas größer sein, da noch Flüssigkeit dazukommt.

Die ausgepresste Pilzmasse bedeckt mit Wasser 1 Stunde auskochen, durch ein Sieb abgießen und auch diese Flüssigkeit mit in die Flasche füllen. Der Alkoholgehalt sollte wegen der Haltbarkeit noch 45 % sein.

Die Flasche dunkel aufbewahren.

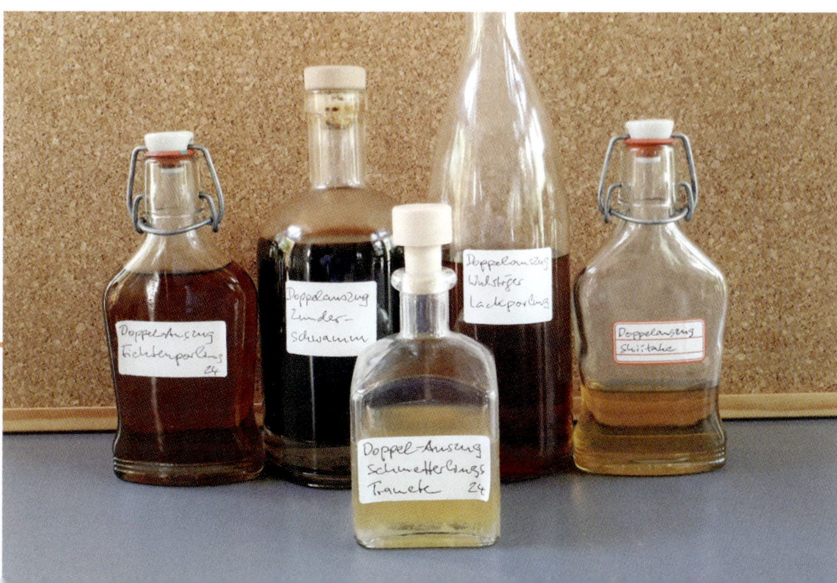

Oxymel

Oxymel ist ein Gemisch aus Honig und Essig. Es wurde bereits in der Antike in Verbindung mit Kräutern als Medikament eingesetzt. Statt Kräutern können auch getrocknete Pilze verwendet werden.

GRUNDREZEPT

Oxymel

Das Grundrezept kann nach Menge und Pilzarten variiert werden. Das Ergebnis ist ein Extrakt ohne Alkohol.

Ein verschließbares Glas mit klein geschnittenen, getrockneten Pilzen füllen.

3 Teile Honig mit 1 Teil 5 %igem Essig verrühren und bei Bedarf mit Wasser verdünnen. Die Flüssigkeit in das Glas geben, bis die Pilze von der Mischung bedeckt sind, verschließen und täglich schütteln.

Nach 3 Wochen durch ein Sieb abgießen, die Pilze auspressen und die Flüssigkeit in eine Flasche abfüllen.

Die Flasche dunkel aufbewahren.

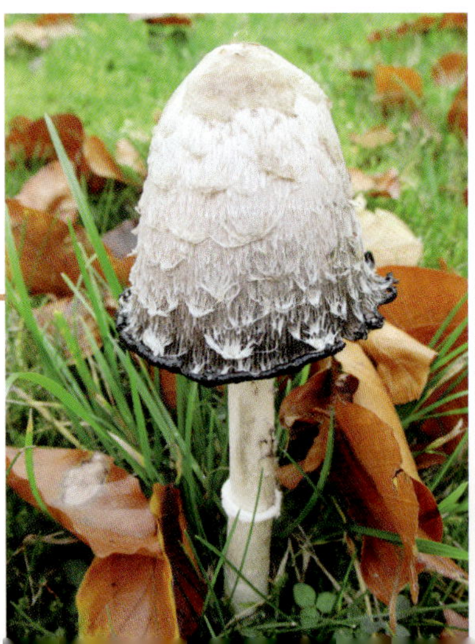

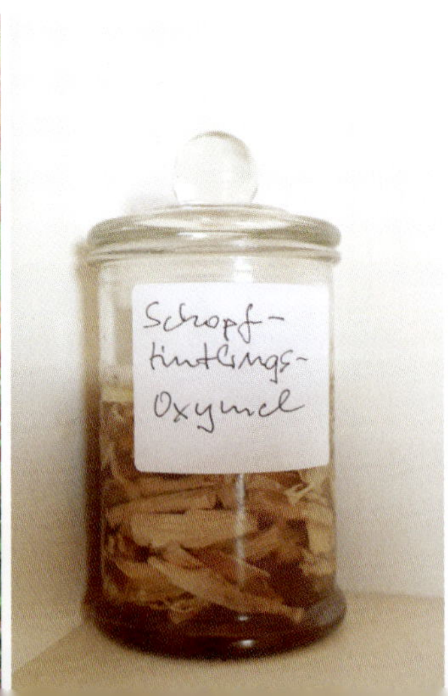

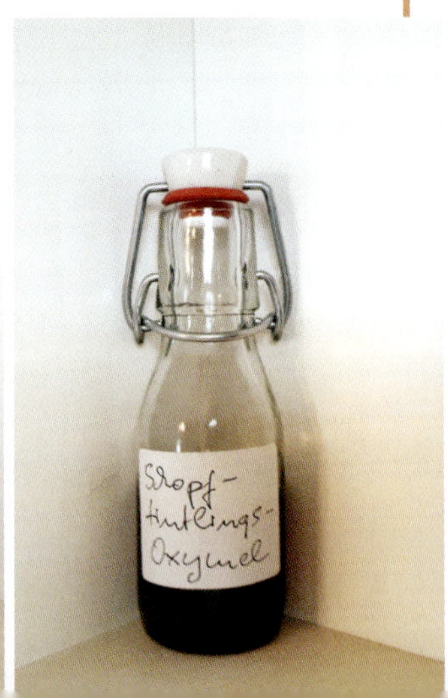

Dosierung und Anwendungsdauer

Vitalpilze dienen der Prävention, der Stärkung und unterstützen Therapien. Da es sich nicht um Medikamente, sondern Nahrungsergänzungsmittel handelt, kann man durch Vitalpilzprodukte keine Heilung von Krankheiten oder deren Symptomen erwarten.

Eine Dosierungsempfehlung ist nahezu unmöglich. Da weder bekannt ist, welcher Wirkstoff in welcher Menge vorhanden ist, noch wie die Wirkzusammenhänge sind, kann man keine wirksame Menge, Häufigkeit und Dauer für die Anwendung von Vitalpilzen angeben. Auch Hersteller und Anbieter von Produkten tun dies oft nicht.

Myzel und Fruchtkörper von Pilzen sind Naturprodukte. Ihre Zusammensetzung und Inhaltsstoffe sind abhängig von Genetik und Umweltbedingungen. Da nur bei wenigen Arten ein Wirkstoff bekannt ist, ist eine wirksame Dosierungsempfehlung nicht möglich. Jede Aussage zur Anwendungsdauer bleibt vage. Bei kultivierten Pilzarten verhält es sich ebenso. Es sei denn, ein Wirkstoff wird gezielt produziert, z. B. Vitamin D durch definierte UV-Bestrahlung.

Die Pharmakologie unterscheidet vier Dosierungsstufen: unwirksam, wirksam, giftig und tödlich. Die einfache Relation: doppelte Konzentration = doppelte Wirkung, ist im biologischen Versuch selten oder nur in engen Konzentrationsbereichen festzustellen (HAUSCHILD 1961). Die beste Empfehlung ist vermutlich, mit kleinen Mengen zu beginnen und diese langsam zu steigern – Konzentrationsmethode.

PROBIEREN SIE EINFACH AUS,
WAS SCHMECKT UND GUTTUT.

Oberstes Gebot sollte dabei das eigene Wohlbefinden sein. Treten Nebenwirkungen in den Vordergrund, z. B. Dermatitis ausgelöst durch Rohverzehr von Shiitake, ist die Verwendung von Pilzpräparaten sofort zu beenden. Sind die Zubereitungen geschmacklich unangenehm und können nur mit Widerwillen eingenommen werden, raten wir vom Gebrauch ab.

Wird eine Wirkung postuliert, so ist es wichtig, die Anwendungsdauer zu begrenzen – Kumulationsmethode. Sowohl in der Anwendungs- als auch in anwendungsfreien Phasen ist es ratsam, genau zu beobachten, welche Änderungen eintreten. Auch eine Empfehlung für eine Anwendungsdauer ist aus unserer Sicht nicht möglich.

Zulassung als Arzneimittel

Für sogenannte Vitalpilze besteht in Deutschland und Europa keine Zulassung als Arzneimittel. Sie werden als Nahrungsergänzungsmittel oder Kosmetikpräparate vermarktet.

Für eine Zulassung als Arzneimittel fehlen bislang Isolation und Nachweis der Wirkstoffe, teure und aufwendige medizinische Forschung zu Anwendung, Wirksamkeit und Unbedenklichkeit sowie langjährige klinische Studien an Patienten.

Wer mit Heilversprechen wirbt oder Pilzarten als Heilpilze bezeichnet, kann strafrechtlich belangt werden! Bei derartigen Aussagen und Angeboten handelt es sich lediglich um Behauptungen und Versprechen. Heilwirkungen von Pilzen sind medizinisch nicht belegt.

In der Volksmedizin verschiedener Ethnien wurden und werden in verschiedenen Epochen Pilzprodukte angewendet (siehe Kapitel Überblick). Schamanentum in Sibirien, Traditionelle Chinesische Medizin in Asien oder Heilpraktiker im heutigen Europa sind Anwendungs- und Erfahrungsmediziner. Was nicht heißt, dass es mit einer Pilzanwendung nicht zu Linderung oder Besserung von Krankheitssymptomen kommen kann. Allerdings ist eine ursächliche Wirkung nicht nachgewiesen.

Die Wirkung beruht in erster Linie auf dem Grundsatz des Glaubens an den Erfolg und dem unbedingten Vertrauen in die Therapie. Hier liegt ein deutlicher Unterschied zur Naturwissenschaft, deren universelle Gesetzmäßigkeiten auch dann gelten, egal ob man an sie glaubt oder nicht.

Weitere Probleme und Unsicherheiten der Erfahrungsmedizin sind die genaue Dosierung, Dauer der Anwendung, Nebenwirkungen und Gegenanzeigen. Was soll man beachten, wie dosieren, wie reagieren, wenn man den Wirkstoff nicht genau kennt?

In der Regel sollte der Anwender das Präparat sofort absetzen, wenn sich Symptome verstärken oder unerwünschte Nebenwirkungen eintreten. Eine Haftung für eventuell auftretende Nebenwirkungen oder Schäden übernehmen weder Hersteller noch Mykotherapeuten.

Umso wichtiger ist es für jeden, der Pilze ausprobiert, die bekannten mykologischen Indikationen, wie z. B. Rohgiftigkeit durch hohe Hämolysingehalte, zu kennen und auch zu beachten. Verlassen Sie sich auf solide mykologische Kenntnisse und stehen Sie fantastischen Anpreisungen und vollmundigen Versprechen immer kritisch gegenüber.

So sehr man hoffen mag und sich eine einfache Lösung für eine schwere Krankheit oder auch nur ein Zipperlein wünscht, Pilze sind keine Heil- oder Wundermittel. Dennoch möchten wir jeden ermuntern, die nötigen Kenntnisse zu erwerben, sich auf die Suche in den Wald zu begeben oder Arten selbst anzubauen, um die Wirkungen auszuprobieren.

DIE IN DIESEM BUCH ANGEGEBENEN INDIKATIONEN (SIEHE TABELLE IN DEN INNENKLAPPEN) SIND AUS DIVERSEN LITERATURQUELLEN EXZERPIERT. SIE SPIEGELN KEINE EMPFEHLUNG DER AUTOREN ZU ARZNEILICHER ANWENDUNG WIEDER UND WIRKUNGEN IM ANGEGEBENEN BEREICH SIND NICHT WISSENSCHAFTLICH BELEGT.

Was man aber uneingeschränkt empfehlen kann, ist die Pilzsuche in der Natur. Dabei bewegt man sich an der frischen Luft, im Wald unter dem positiven Einfluss der von Bäumen abgegebenen Terpenen, umgeben von entspannend wirkenden vielfältigen Grüntönen. Dazu kommt das Glücksgefühl beim Finden von Pilzfruchtkörpern und beim Beobachten und Erlernen von Neuem. Etwas ähnlich Gesundheitsförderndes kann man sich kaum vorstellen.

Lebensmittelbuch

Das Deutsche Lebensmittelbuch (DLMB) ist eine Sammlung von Leitsätzen, in denen Herstellung, Beschaffenheit und Merkmale von Lebensmitteln beschrieben werden. Es wird ausgearbeitet von der Deutschen Lebensmittelbuch-Kommission in mehreren Fachausschüssen und veröffentlicht vom Bundesministerium für Ernährung und Landwirtschaft (BMEL). Gesetzliche Grundlage sind § 15 und § 16 des Lebensmittel-, Bedarfsgegenstände- und Futtermittelgesetzbuches (LFGB). Trotz des Namens ist das Deutsche Lebensmittelbuch kein zusammenhängendes Buch und war dies auch nie, sondern neue und veränderte Leitsätze werden nach ihrer Verabschiedung im Bundesanzeiger veröffentlicht. Mehrfach sind allerdings gedruckte Ausgaben der jeweils aktuellen Leitsätze bei Behr's erschienen.

Das Lebensmittelbuch ist keine Rechtsnorm oder Verordnung, sondern eine Orientierungshilfe für den Handel mit und die Kennzeichnung von Lebensmitteln. Es ergänzt die Rechtsnormen, besitzt den Charakter eines objektivierten Sachverständigengutachtens und unterliegt der gerichtlichen Nachprüfung. Das Ministerium charakterisiert die rechtliche Stellung der Leitsätze folgendermaßen:

> „Sie bringen die nach allgemeiner Verkehrsauffassung übliche Verkehrsbezeichnung im Sinne der Lebensmittel-Kennzeichnungsverordnung (LMKV) zum Ausdruck. Sie sind vorrangige Auslegungshilfe für die Beantwortung der Frage, ob eine Irreführung im Sinne der Vorschriften des Lebensmittelrechts vorliegt."

Auszug aus https://de.wikipedia.org/wiki/Deutsches_Lebensmittelbuch, abgerufen am 27.12.2022

Hierin werden u. a. Regeln und Qualitätsmerkmale zur Vermarktung von Pilzen und Pilzerzeugnissen zu Speisezwecken empfohlen. Da zumindest einige der hier aufgeführten Pilzarten im Sinne des Gesetzgebers als Lebensmittel behandelt werden, können sie gleichzeitig keine Arzneimittel sein.

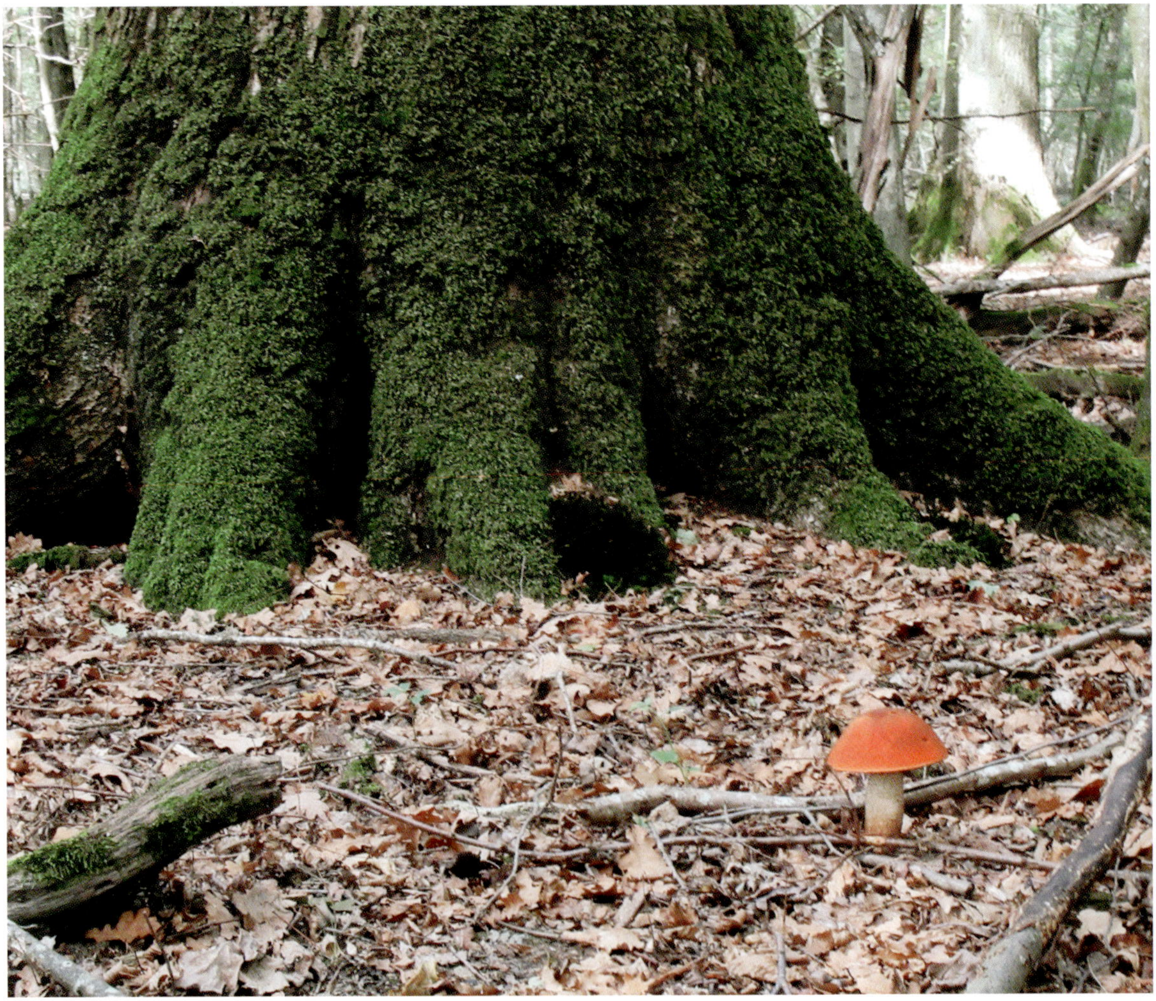

Grenzen

Jeder trägt erst einmal die Verantwortung für sich selbst. Je mehr Wissen wir erwerben, beispielsweise als Pilzsachverständiger, desto größer wird unsere Verantwortung auch für andere. Das gilt insbesondere für die Verwendung von Pilzen bei gesundheitlichen Problemen.

Ausdrücklich aufrufen und ermuntern möchten wir jedermann, selbst hinauszugehen und die entsprechenden Pilzarten zu sammeln oder anzubauen und die Zubereitungen auszuprobieren. Jeder kann für sich, je nach seinen Überzeugungen und Ideen, Pilze essen, als Heißwasser- oder Alkoholauszug trinken oder getrocknet in Pulverform zu sich nehmen. Ganz nach Weltanschauung, Vorlieben und Geschmack.

Dies bei anderen Personen (Familie, Bekannten oder völlig Fremden) oder Tieren zu tun, ist eine andere Sache. Egal ob voll Überzeugung etwas Gutes zu bewirken oder nur in dem Glauben, dass schon nichts Schlimmes passieren kann. Die Verantwortung für die Gesundheit anderer liegt ausschließlich bei Fachpersonal, wie Medizinern, die für die Behandlung von Krankheiten langjährig ausgebildet sind.

**OHNE FUNDIERTE KENNTNIS DER PILZARTEN
BITTE KEINE EXPERIMENTE MIT PILZEN
DURCH UNKUNDIGE ODER SELBST ERNANNTE EXPERTEN,
AUCH NICHT BEI SICH SELBST.**

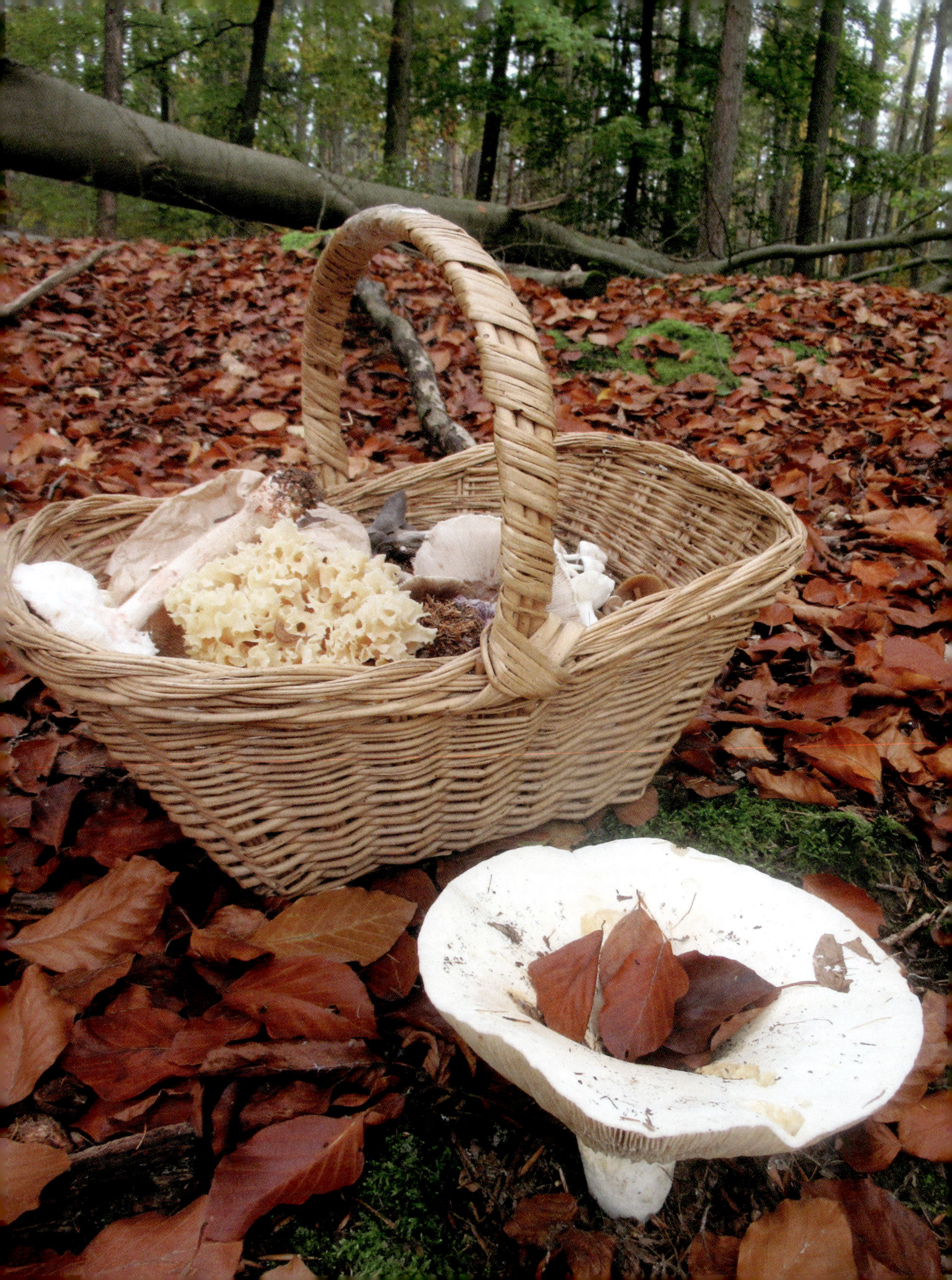

Diskussion

Myzel vs. Fruchtkörper

Der Fruchtkörper ist nur ein Teil eines Großpilzes, der sogenannten Makromyceten. Genauer gesagt, sein Sexualorgan, in dem die Sporen zur Fortpflanzung und somit dem Fortbestand der Art gebildet werden. Er hat also andere Funktionen als der Pilz (Myzel), der Nahrungsaufnahme, -verwertung und -speicherung, Kommunikation und andere Lebensfunktionen erfüllt.

Daher erklärt sich auch, dass in Fruchtkörper und Myzel verschiedene Inhaltsstoffe, in unterschiedlichen Konzentrationen entsprechend deren Aufgaben, zu finden sind. Es macht also einen großen Unterschied, was die Inhalts- und potenziellen Wirkstoffe betrifft, ob man Myzel oder Fruchtkörper verwendet.

Wald vs. Kultur

Ebenso sollte man beachten, dass unter Kulturbedingungen mitunter andere Sekundärstoffe in Pilzfruchtkörpern enthalten sind oder fehlen, als unter natürlichen Parametern im Wald gebildet werden. Andererseits können bei Wildpilzen für uns toxische Stoffe und Verbindungen, wie z. B. radioaktive Isotope oder Schwermetalle, aufgenommen und gesammelt werden, die in Zuchtpilzen ausgeschlossen werden können.

Unter nicht natürlichen Bedingungen kultivierte Pilzarten, z. B. in Innenräumen, können mitunter andere Formen, Eigenschaften und Inhaltsstoffe aufweisen, als die Art in der Natur kennzeichnen. Tritt z. B. keine UV-Strahlung auf, kann der Pilz auf die Bildung von Melanin verzichten oder produziert kein Vitamin D.

Das Risiko des Verlustes erwünschter Eigenschaften und Inhaltsstoffe nimmt in der Pilzzucht mit Dauer der Kultur zu. Erfahrene Vitalpilzzüchter prüfen die Inhaltsstoffe ihrer Zuchtstämme regelmäßig, um einen Verlust der gewünschten Eigenschaften sofort festzustellen.

Oftmals weichen die Fruchtkörper auch in ihrer äußeren Erscheinung (Form und Farbe) deutlich von Exemplaren aus der Natur ab.

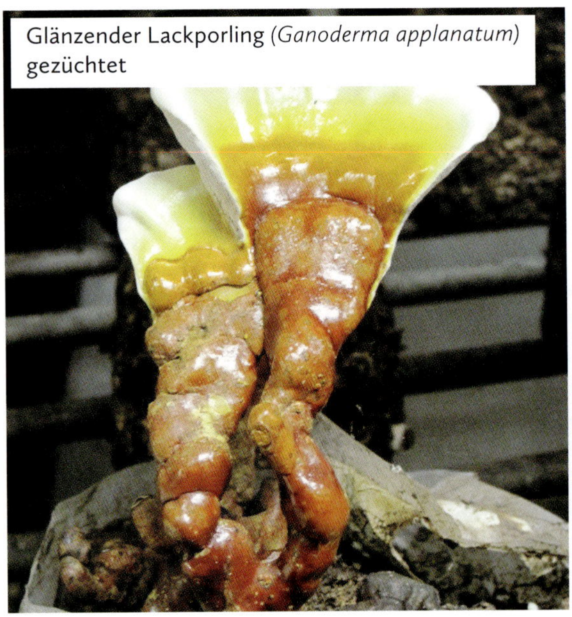

Glänzender Lackporling (*Ganoderma applanatum*) gezüchtet

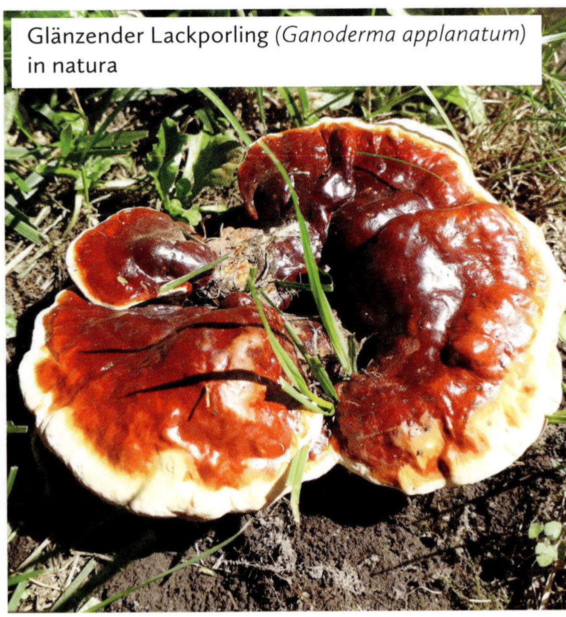

Glänzender Lackporling (*Ganoderma applanatum*) in natura

Chemotypen

Nicht nur in der Pflanzenwelt (LUBSCH & WINKLER 2022), sondern auch im Reich der Pilze kann man von der Existenz sogenannter Chemotypen ausgehen. Dabei handelt es sich um Pilzpopulationen einer Art, die bestimmte Inhaltsstoffe besitzen, die bei anderen nicht vorhanden sind.

Diese Chemotypen innerhalb einer Art, mit unterschiedlichem Inhaltsstoffgehalt, können an verschiedene geografische Orte, Höhenstufen, Erntezeitpunkt etc. gebunden sein. Als bekanntes Beispiel seien hier die unterschiedlichen Toxingehalte bei Fliegenpilzen (*Amanita muscaria*) in Nord-, Ost- und Mitteleuropa genannt.

Sie sind aber auch in Kultur, als sogenannte Kulturstämme, die durch spezielle Eigenschaften/Inhaltsstoffgehalte gekennzeichnet sind, bekannt. Erklärungsansatz für die unterschiedlichen Sekundärmetabolite sind auch hier die unterschiedlichen Parameter, unter denen die Pilze leben.

Problematisch sowohl bei Pflanzen als auch bei Pilzen wird es, wenn den Organismen bestimmte Wirkungen zugeschrieben werden, die aber wohl nur auf bestimmte Chemotypen der Arten zutreffen. Anders gesagt, Phyto- und Mykotherapeutika aus unterschiedlichen Populationen (Chemotypen) derselben Art hergestellt, können sehr unterschiedliche oder keine Wirkung haben.

Frisch vs. getrocknet

Frische Pilzfruchtkörper bestehen zu über 90 % aus Wasser. Nach aktuellem Niederschlag nimmt dieser Wert weiter zu, da das Wasser wie von einem Schwamm aufgenommen wird. Dementsprechend wässrig wird der Geschmack wahrgenommen und die Konsistenz ist eher unangenehm.

Bei getrockneten Fruchtkörpern ist das Wasser entzogen, was große Volumen- und Gewichtsverluste zur Folge hat. Dafür intensiviert sich der Geschmack und die Inhaltsstoffe liegen unverdünnt vor.

Roh

An dieser Stelle sei nochmals darauf hingewiesen, dass fast alle Pilzarten Hämolysine in unterschiedlicher Menge besitzen. Dies sind Stoffe, die beim Menschen, je nach Menge schwere Magen-Darm-Beschwerden (Gastrointestinales Syndrom) auslösen.

Hämolysine sind hitzelabil und können bei Erhitzen über 60 °C zerstört werden. Pilzarten mit besonders hohem Hämolysingehalt gelten daher als roh giftig. Gut gegart, bereiten sie bei Verzehr aber keine Probleme und gelten als essbar (siehe Kapitel Umgang mit Pilzen).

Von uns wurde bisher kein Vitalpilzprodukt gefunden, auf dem Warnhinweise auf roh giftige Arten vorhanden sind, wenn diese roh enthalten sind, z. B. Shiitake (*Lentinula edodes*) oder Austernseitling (*Pleurotus ostreatus*). Das zeugt von Unkenntnis oder gar Fahrlässigkeit und ist aus unserer Sicht unverantwortlich, da es zur Gefahr für den Anwender werden kann.

Wirkstoffe und Stoffgemische

> „Wirkstoffe sind Substanzen, die in einem Organismus eine spezifische Wirkung haben bzw. eine spezifische Reaktion hervorrufen."
>
> (Wikipedia 2023)

D. h. sie sind eindeutig identifiziert, isoliert, benannt und ihre Wirkung ist erwiesen.

Für die meisten Inhaltsstoffe in Pilzen, denen eine pharmakologische Wirkung nachgesagt wird, trifft dies nicht zu, da es sich zumeist um Stoffgemische oder -komplexe handelt, deren Wirkmechanismen nicht erforscht sind. Was nicht bedeutet, dass sie ohne Einfluss auf die menschliche Gesundheit wären.

Dadurch können, im Gegensatz zu Arzneimitteln, keine exakten Wirkstoffmengen (Dosis) angegeben oder eventuelle Wechselwirkungen benannt und ausgeschlossen werden. Das macht die Anwendung problematisch. Empfohlene Mengen sind daher eher gering, um schädliche Folgen zu vermeiden, um sozusagen *auf der sicheren Seite* zu sein. Auch Aussagen zur Anwendungsdauer: Wochen, Monate, Jahre ... sind nicht gesichert und haben eher spekulativen Charakter.

Da auch die Wirkmechanismen von Stoffgemischen und -komplexen nicht eindeutig bekannt sind, ist es schwierig, allein Empfehlungen für die Darreichungsform zu treffen. Weil man einfach nicht weiß, ob die An- oder Abwesenheit von einzelnen Komponenten der Stoffgemische die Wirkung beeinflusst oder nicht.

Placebo-Effekt

Der Mensch als bio-psycho-soziales Wesen ist komplex und interagiert auf vielfältige Art und Weise mit seiner Umwelt. Wer weiß, ob nicht das Ritual der Zubereitung und die vertrauensvolle Einnahme schon eine kurative Wirkung haben?

Erwiesen und durch diverse Studien belegt ist, dass eine Verbesserung des gesundheitlichen Zustandes einer Person oder das Abklingen von Krankheitssymptomen beobachtet werden kann, allein dadurch, dass die Person Aufmerksamkeit und Zuwendung durch medizinisches Personal erfährt, bei gleichzeitiger Anwendung von Placebos (wirkstofflose Präparate in Arzneiform).

Einfach gesagt, ohne Behandlung mit wirkstoffhaltigen Arzneien kann allein durch soziale Zuwendung eine gesundheitsfördernde oder gesundheitsverbessernde Wirkung eintreten. Dies spielt vermutlich eine nicht unwesentliche Rolle bei den Therapieerfolgen von Heilpraktikern, Mykotherapeuten und anderen alternativen Behandlungsformen.

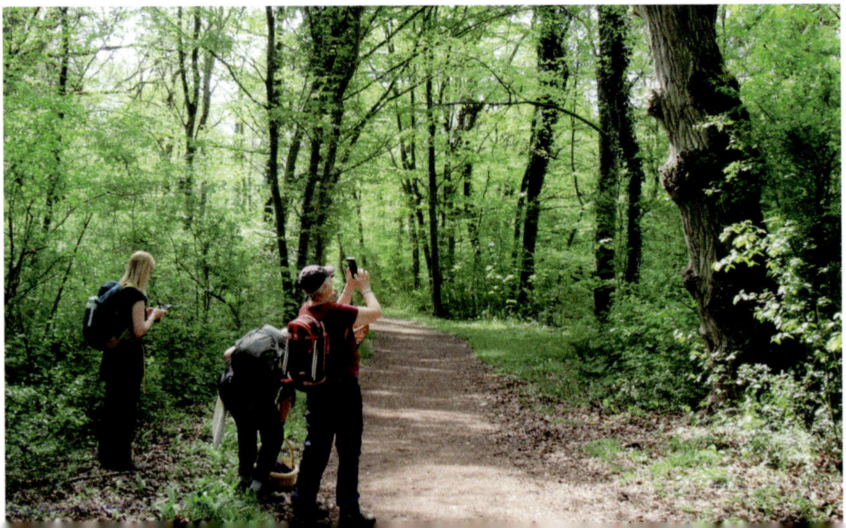

Mykotherapie

Die sogenannte Mykotherapie ist die Anwendung von Pilzprodukten oder -teilen zu therapeutischen Zwecken im Rahmen der Populär- oder Volksmedizin. Diese beruht schwerpunktmäßig auf traditionellem Erfahrungswissen und -lernen.

Gerne bedient sie sich des Grundsatzes: Wer heilt, hat recht. In der Praxis bedeutet das, wenn nach Anwendung von Pilzen in irgendeiner Art und Weise Besserung, Linderung oder Verschwinden der Symptome oder Erkrankungen behandelter Patienten (man spricht in diesen Kreisen auch oft von Klienten) eintritt, wird das eingesetzte Pilzprodukt als wirksam erklärt und eine Wirkung zugeschrieben. Dies verstärkt sich, je öfter sich der Prozess wiederholt. Wirkmechanismen und Zusammenhänge sind dabei nicht aufgeklärt.

Oft wird sie von Heilpraktikern, seltener von Ärzten praktiziert. Die Anwender kommen also eher von der (populär)medizinischen Seite als aus dem Kreis der Pilzkenner. Sinnvoll und grundlegend, egal von welchem Ausgangspunkt man sich dem Einsatz von Pilzen zu kurativen Zwecken nähert, ist und bleibt jedoch die Kenntnis der Pilze.

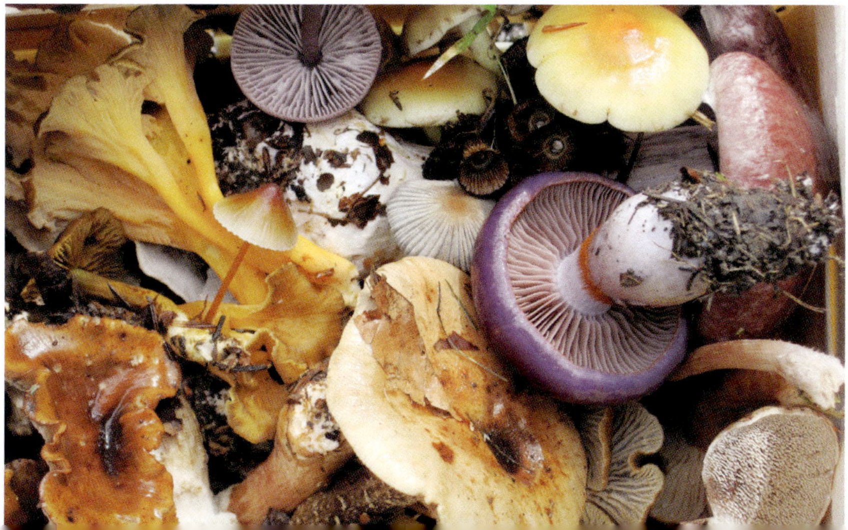

Fachgesellschaften

Informationen zu diesem Thema findet man bei unterschiedlichen Fachgesellschaften. Sowohl seitens der Anwender, die bemüht sind, die Anwendung von Vitalpilzen zu propagieren, als auch seitens der Pilzkundigen, die oft gefordert sind, allzu vollmundige Versprechen auf den Boden der Tatsachen zu holen, sind Vitalpilze aktuelles Tagesthema.

Gesellschaft für Vitalpilzkunde (GFV)
Eingetragener Verein, mit dem Ziel die Anwendung von Vitalpilzen zu fördern. Es werden Ausbildungen zum Mykotherapeuten für medizinisch vorgebildete Personen, Informationsmaterial und Vitalpilzprodukte angeboten.

Gesellschaft für Vitalpilzkunde Schweiz (GFVS)
Fachverband für Mykotherapie der Schweiz, der sich seit 2007 der Aus- und Weiterbildung von Fachpersonal aus dem Gesundheitswesen widmet. Angeboten werden Informationen zu Anwendung und Krankheitsprophylaxe und das besondere Engagement der Organisation liegt in der Qualitätsexpertise für Vitalpilzprodukte.

Deutsche Gesellschaft für Mykologie (DGfM)
Eingetragener Verein mit dem Ziel, das Wissen über die Pilze (Mykologie) zu verbreiten und diese Organismen auf breiter Basis in der Gesellschaft bekannt zu machen. Es werden Ausbildungen und Prüfungen in verschiedenen Wissensbereichen für unterschiedlich vorgebildete Interessenten (PilzCoach, Pilzsachverständige, Feldmykologen, Fachberater für Mykologie) angeboten. Ebenso erhält man Informationsmaterial und Serviceadressen, z. B. für Pilzberatung.

Handelsprodukte

Die aktuell angebotenen Vitalpilzprodukte verschiedenster Hersteller werben mit: ökologisch zertifizierter Produktion, ohne Gentechnik, vegetarisch, vegan, hoch konzentrierten Extrakten und vielen selbst kreierten Siegeln, wie beispielsweise GMP (Zertifikat der guten Herstellungspraxis) oder N. C. (Nationaler Kodex). Diese sind also voll im Trend mit ihren Versprechungen und sprechen damit sicher viele bewusste Verbraucher an. Nicht vergessen, es handelt sich um Nahrungsergänzungsmittel, nicht um Lebensmittel und nicht um Arzneimittel oder Medikamente.

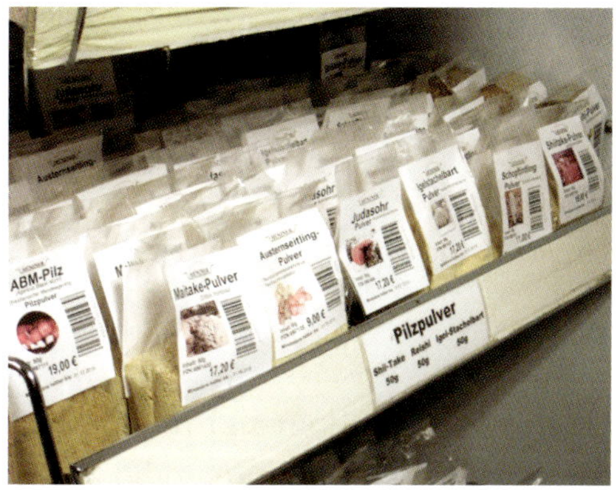

Die verschiedenen Produkte sind oft aufwendig und hochwertig wirkend, verpackt. Von dunklen Gläschen, über weiße Plastikdosen bis hin zu einfachem, bedruckten Karton ist alles zu haben. Manche Verpackungen ziert eine Abbildung des beinhalteten Pilzes, andere werben gar mit Strukturformeln.

Wenig erfährt man leider oft über konkrete Inhaltsstoffangaben (meist 100 % des entsprechenden Pilzes) sowie über eine genaue Dosierung oder Anwendungsdauer. Leider werden dabei oft auch keine korrekten wissenschaftlichen Namen des enthaltenen Pilzes angegeben. Weit verbreitet sind dagegen populäre Bezeichnungen oder sogenannte Handelsnamen.

Nachstehend seien einige Beispiele dazu genannt:

Amadou *Fomes fomentarius* (Zunderschwamm)

Coriolus *Trametes versicolor* (Schmetterlingstramete)

Maitake *Grifolia frondosa* (Klapperschwamm)

Mu-Er *Auricularia auricula-judae* (Judasohr)

Murill *Agaricus blazei* (Champignon)

Pom Pom *Hericinum erinaceum* (Igelstachelbart)

Reishi *Ganoderma lucidum* (Glänzender Lackporling)

Tschaga *Innonotus obliquus* (Schiefer Schillerporling)

Zu beziehen sind die Produkte aller Hersteller über Internet und Versandhandel. Im deutschen Einzelhandel, in Apotheken und Drogerien, sind reine Vitalpilzprodukte nicht im Sortiment.

Die aufgerufenen Preise erreichen dabei oft Summen, die durch Handel und Produktionskosten sicher nicht gerechtfertigt sind, zumal viele Hersteller im Ausland, z. B. China, produzieren.

Pulver

Produkte fast aller Vitalpilze werden in Pulverform angeboten. Das ist die einfachste *Zubereitung* der Fruchtkörper oder auch von Myzel. Dazu werden die Pilze getrocknet (Wasserentzug) und fein zerkleinert (gemahlen, gemörsert, pulverisiert). Das lässt sich mit einfachsten Mitteln auch zu Hause machen.

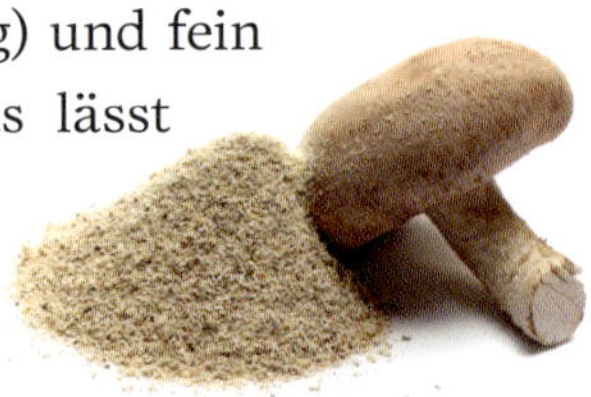

Tabletten

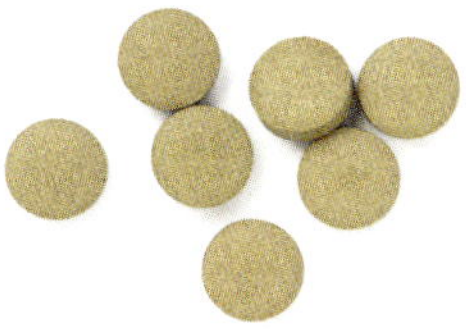

Tabletten sind in kleine Portionen und abgerundete Form gebrachtes Pilzpulver. Tabletten können gepresst werden. Meist werden *Hilfsstoffe* dazugegeben, um Bindung und Formstabilität zu gewährleisten oder bestimmte Eigenschaften bei der Auflösung der Tablette zu sichern. Farbstoffe oder Geschmacksverbesserer sind hier im Gegensatz zu Arzneimitteln eher weniger zu finden.

Kapseln

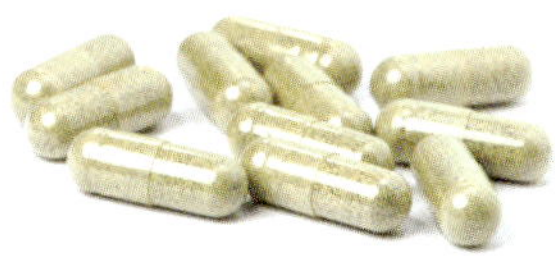

In Kapseln ist pulverisiertes Pilzmaterial in einer verdaulichen Hülle verpackt. Früher bestand diese oft aus Gelatine, heute üblich sind pflanzliche Umhüllungen, um Vegetariern und Veganern gerecht zu werden. Diese Darreichungsform ist aufwendiger in der Herstellung und bleibt in der Regel gewerblicher Produktion vorbehalten.

Tinkturen

Tinkturen sind in Ethanol aufgelöstes und in Tropfflaschen dekantiertes Pilzmaterial.

Extrakte

Extrakte (Auszüge) werden aus Pilzpulver hergestellt, indem ein Heißwasserauszug erfolgt. Das Pilzpulver wird danach mit Ethanol versetzt und wieder über mehrere Wochen ausgezogen. Beide Auszüge werden getrocknet und gemischt. Die so gewonnenen Extrakte werden meist in Kapselform angeboten, seltener flüssig.

Zusatz zu Genussmitteln

Vitalpilze werden nicht nur als artenreine Produkte oder Mischungen, sondern auch als Zusatz zu Genussmitteln angeboten. Beliebt sind Getränke wie Kakao mit Igelstachelbart, Reishi-Kaffee oder gar Judasohren-Likör. Inwieweit die zugesetzten Pilze geschmacklich dominieren oder gar auf Grund der Zubereitung noch irgendwelche Effekte zu erwarten sind, bleibt dahingestellt. Sicher ist, dass Vitalpilzzusätze auf jeden Fall die Preise enorm veredeln.

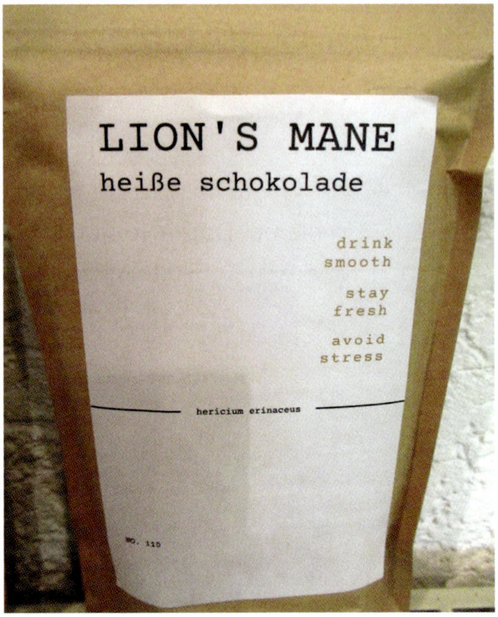

Zahlen und Fakten Pilzproduktion

Die Gesamtpilzproduktion ist in Deutschland von 73.100 Tonnen im Jahr 2016 auf 90.050 Tonnen im Jahr 2021 gestiegen. Spitzenreiter und damit meist kultivierte Pilzart ist dabei der Champignon mit allein 85.000 Tonnen im Jahr 2021. Die Produktionsrate für die in der Rubrik Andere erfassten Vitalpilze wird für die letzten fünf Jahre konstant mit 100 Tonnen angegeben.

Auffällig ist, dass mit Ausnahme von der Kernkeule (*Cordyceps sinensis*), alle als Vitalpilze propagierte Arten, Zersetzer (Saprobionten) und somit leicht zu kultivieren sind. Wie in vorangegangenen

Punkten diskutiert, sind einige als relevant betrachtete Inhaltsstoffe im Allgemeinen in pilzlichen Zellen aller Arten vorhanden.

Wie im Kapitel *Überblick* dargestellt, bedient sich der Mensch einfacher, bequemer und für ihn erreichbarer Mittel als Lösung für seine Probleme. Damit folgt er dem Erfolgsmodell Evolution: Das Vorhandene wird mittels Veränderungen umgestaltet und angepasst und somit für die veränderten Bedingungen optimiert.

Seit den 70er und 80er Jahren des letzten Jahrhunderts boomt in der Bundesrepublik Deutschland der gewerbsmäßige Anbau von Speisepilzen und die Pilzproduktion für den Lebensmittelmarkt. Kultivierte Speisepilze werden vom Luxusartikel zum erschwinglichen Dauerangebot für jedermann. Nicht zuletzt war dies Mehrfachernten durch den Einsatz von Fungiziden zu verdanken.

Mit zunehmendem Gesundheits- und Umweltbewusstsein seitens der Verbraucher Ausgang des letzten und besonders seit Beginn dieses Jahrhunderts werden zunehmend Forderungen nach Bio-Pilzen, ohne Fungizideinsatz, laut. Bio-Pilze haben heute den Markt erobert. In Deutschland lag ihr Anteil an der Gesamtproduktion, z. B. für Champignons bei 15,5 %. Der Anteil sogenannter Edelpilze bei stolzen 95 %.

Für den Pilzproduzenten bedeutet das jedoch, trotz höherer Preise für Bioware, einen erheblichen Ertrags- und somit auch Verdienstverlust. Beispielsweise lassen sich aus nicht Fungizid behandelten Champignon-Kulturen etwa 1–2 Ernten gewinnen, bevor die Kultur von Fremdpilzen oder Schädlingen zerstört ist. Kommen Fungizide zum Einsatz, kann man mit 5–6 Ernten rechnen.

Umso naheliegender ist es aus unternehmerischer Sicht seitens der Pilzproduzenten neue Produkte zu finden, mit denen diese Verluste aufgefangen und ausgeglichen werden können. Die sogenannten Vitalpilze erfüllen diese Anforderungen hervorragend: Sie sind gut zu kultivieren, einfach zu verarbeiten und teuer zu vermarkten.

Nach NIEGO ET AL 2023 wird der Beitrag der Pilze an der globalen Ökonomie auf rund 54,57 Milliarden US-Dollar geschätzt. Neben pilzbasierten Lebens- und Genussmitteln, Bioremediation und antibiotischen-medizinischen Wirkstoffen spielen pilzliche Inhaltsstoffe wie Farbstoffe, Enzyme und Proteine sowie Biotechnologie im Allgemeinen eine wesentliche Rolle.

Der globale Penicillin-Markt wird für 2022 auf einen Umfang von 1,96 Milliarden USD geschätzt. Ähnlich bedeutend sind die ebenfalls antibiotischen Cyclosporine (NIEGO ET AL 2023).

Auf dem chinesischen Markt werden jährlich 100–150 Tonnen des Asiatischen Raupenpilzes (*Ophiocordyceps chinensis*) gehandelt. Davon werden annähernd 100 Tonnen in China produziert. Der Marktpreis pro Stück beträgt 8–25 USD bzw. 25000–60000 USD pro Kilogramm. Der weltweite Jahresumsatz mit Ganoderma-basierten Produkten betrug 2002 2,16 Milliarden USD. Für 2019 waren es 3,1 Milliarden USD und für 2027 sind 5,1 Milliarden USD geplant. Der weltweite Marktwert der Champignons (*Agaricus bisporus*) wird für 2022 mit 16,69 Milliarden USD angegeben. China ist der Hauptexporteur von Igelstachelbart (*Hericium erinaceus*), gefolgt von Italien und Polen. Der globale Exportwert belief sich für 2021 auf 963,4 Millionen USD. Der Weltmarktwert des Shiitake (*Lentinula edodes*) beträgt für 2022 4,31 Milliarden USD und 4,7 Milliarden USD werden bis 2030 erwartet (NIEGO ET AL 2023).

Mykologie vs. Mythologie

Konzepte wie **Was hier wächst, hilft hier** sind angesichts globaler Lieferketten nicht tragbar. Ebenso wenig passen Rückschlüsse von Formengleichheit von Pflanzen- oder Pilzteilen zur Anwendung auf entsprechend geformte Körperorgane (Signaturenlehre) in die heutige, aufgeklärte Zeit.

Leider ist sogar das *Auspendeln* von Essbarkeit oder Giftigkeit von Pilzfruchtkörpern heute noch traurige Erfahrung in der Praxis der Pilzsachverständigen. Bei einer Pilzvergiftung hilft der stärkste Glaube nicht, sondern einzig medizinisches und mykologisches Wissen in Verbindung mit raschem und sachkundigem Handeln.

Jedem mykologisch Gebildeten stehen alle Möglichkeiten offen, die Wirkungen von Pilzen auf den eigenen Körper selbst auszuprobieren. So kann sich jeder Interessierte an dieser Thematik selbst ein Urteil bilden und ist nicht auf ominöse Werbeversprechen, gefährliches Halbwissen und überteuerte Produkte angewiesen.

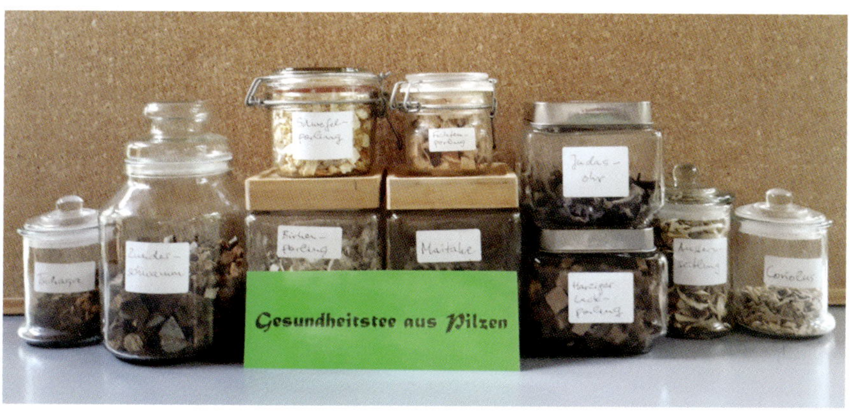

Praxiserfahrungen

aus Interviews mit Anwendern

Peter U.

Durch welches Medium bist du auf Vitalpilze aufmerksam geworden?
... Bücher, Internet

Seit wann bist du als Mykotherapeut tätig?
Seit ich ... mit Selbstversuchen angefangen habe.

Kannst du von einem Fall berichten, bei dem Patienten allein mittels Vitalpilzen von einer Krankheit geheilt oder erfolgreich therapiert wurden?
Nein.

Heike L.

Welche Abschlüsse, Qualifikationen und Weiterbildungen sind notwendig, um die als Nahrungsergänzungsmittel eingestuften Vitalpilze therapeutisch anzuwenden?
Generell musst du 18 Jahre alt sein. Bei den guten Ausbildnern bekommst du nur Zugang, wenn du Vorkenntnisse im Gesundheits- oder Ernährungsbereich hast. Das macht für mich auch Sinn. Meiner Meinung nach sollten die Zulassungsvoraussetzungen noch strenger sein. Generell empfehle ich so viele Zusatzfortbildungen wie möglich zu belegen. Man braucht es, um gewissenhaft die Vitalpilze einzusetzen.

Wie lange dauert die Ausbildung zum Mykotherapeuten?
Hier gibt es sehr viele verschiedene Ausbildungsmodelle. Vom Wochenendkurs über 2 Tage bis hin zu 4 Monaten Ausbildung. Diese machen sich deutlich im Inhalt bemerkbar. Nicht umsonst habe ich so viele Ausbildungen absolviert. Hier gibt es deutliche Qualitätsunterschiede.

Wie oft behandelst du Ratsuchende mit Pilzen? Wie hoch ist der Anteil der Pilz-Klienten bezogen auf die Gesamtzahl der Ratsuchenden?
Ich erhalte einige Anfragen pro Woche. Zu 80 % wird die Mykotherapie in Anspruch genommen. Die restlichen 20 % waren ebenfalls sehr interessiert, hier scheitert es oft am Geld, denn eine Mykotherapie ist nicht günstig.

Baust du deine verwendeten Pilze selbst an oder verwendest du gesammelte Pilze aus der Natur?
Im geschäftlichen Bereich muss ich als Therapeutin ganz auf die Hersteller vertrauen. Ich möchte hier eine gewisse Absicherung haben. Für privat nehme ich gerne unseren heimischen Zunderschwamm oder Birkenporling etc. Pilze haben wir schon mit Anzucht-Sets gezüchtet. War super. Das wiederholen wir auf jeden Fall.

Eckart K.

Wie viele Pilzarten verwendest du?
Selbst hergestelltes Pulver und Tinktur aus 12 Pilzarten.

Was tust du, um über Fakten zur Mykotherapie aufzuklären?
Viele Vorträge und Gespräche.

Wie lange beschäftigst du dich schon mit Pilzen?
Bereits als Kind habe ich Speisepilze gesammelt.

Nadja F.

Wann hast du das erste Mal von Vitalpilzen gehört? – 2018

Durch welches Medium bist du darauf aufmerksam geworden?
PilzCoach-Kurs

Wie viele Pilzarten verwendest du?
Birkenporling als Tee bei Magenbeschwerden, Schmetterlingstramete, Igelstachelbart im Kakao, weil es gut schmeckt, Tschagatee, weil ich ihn selten finde ...

Heinz M.

Kannst du von einem Fall berichten, bei dem Patienten allein mittels Vitalpilzen von einer Krankheit geheilt oder erfolgreich therapiert wurden?
Hier kann ich lediglich aus eigener Erfahrung sprechen:
› Meine langjährige Allergie gegen Gräser, Tierhaar und diverse Blütenpflanzen konnte ich zu etwa 95 % reduzieren, mit der regelmäßigen Einnahme von Reishi-Kapseln.
› Weiter habe ich beobachtet, dass die Anwendung des Pulvers vom Igelstachelbart als Tee zu einer wesentlichen Stimmungsverbesserung führt, und zwar relativ rasch, innerhalb weniger Stunden.
› Wirksam gegen Magenverstimmungen und Darmprobleme hat sich in meiner Anwendung auch der Birkenporling (Tee) erwiesen.
› Bei vielen weiteren Vitalpilzen beobachte ich, dass sie im Allgemeinen das Immunsystem stärken – hier kann man aber nicht von Heilung, sondern präventiver Anwendung sprechen.“

Zusammenfassung

Die pilzkundigen Anwender (z. T. Pilzsachverständige, PilzCoach) beschäftigen sich oft schon von Kindesbeinen an mit Pilzen und kennen viele Arten. Die Ausbildung zum PilzCoach dauert 6 Tage. Um die Prüfung zum Pilzsachverständigen abzulegen, benötigt man jahrelange Erfahrung und die Kenntnis mehrerer hundert Pilzarten.

Sie glauben felsenfest und unerschütterlich an die Wirkung von Pilzen. Hauptsächlich sammeln sie die Pilze in der Natur oder züchten sie selbst und wenden sie bei sich selbst an. Dabei werden etwa 8 bis 13 Arten eingesetzt, darunter auch Speisepilze. Die hohen Preise der als Nahrungsergänzungsmittel angebotenen Produkte halten sie für nicht gerechtfertigt.

Heilpraktiker und Mykotherapeuten glauben ebenso an die Wirkung von Pilzen. Die Ausbildung zum Mykotherapeuten dauert für Heilpraktiker zwei Tage. Oft sind dies Personen, die sich erst kurz mit Pilzen beschäftigen oder sogar gar keine mykologischen Kenntnisse besitzen. Ein Hinweis darauf ist die überwiegende Benutzung der Handelsbezeichnungen. Sie bevorzugen Präparate verschiedenster Hersteller und Anbieter und schwören ausschließlich auf deren Heilkraft. Die Produkte werden bei Ratsuchenden oder Tieren angewendet. Die Preise der Nahrungsergänzungsmittel spielen weniger eine Rolle, da sie vollumfänglich an die Kunden weitergegeben werden.

Glossar

Agaricin	besteht hauptsächlich aus wasserunlöslicher Cetylcitronensäure
Agaritin	Hydrazinderivat
Alkaloide	sekundäre Pflanzenmetabolite, die heterozyklisch gebundener Stickstoff charakterisiert und zu den stärksten organischen Giften gehören
Aminosäuren	Grundbausteine der Proteine, die eine Amino- und eine Carboxylgruppe tragen
anaerob	unter Sauerstoffabschluss
Antrachinone	giftige Pigmente, z. B. bei Hautköpfen (*Cortinarius sp.*)
Asci	Schläuche, Singular Ascus, schlauchförmige Gebilde der Ascomyceten (Schlauchpilze), die ihre Sporen, meist zu acht, darin bilden
Autolyse	Selbstauflösung, hier „Zerfließen“ der Tintlinge zur Verbreitung der Sporen durch Wasser
Autotrophie	Form des Stoffwechsels, die bei grünen Pflanzen vorkommt und bei der unter Vorhandensein von Blattgrün, Sonnenenergie und Kohlendioxid verstoffwechselt wird
Basidien	Sporenständer der Basidiomyceten (Ständerpilze), an denen meist vier Sporen gebildet werden
Betulin	pentazyclisches Triterpenderivat der Birke
Biotop	räumlich begrenzter Lebensraum, der durch spezifische ökologische Parameter charakterisiert wird, z. B. Moor
Braunfäule	Zersetzungsprozess von Holz durch Pilze, bei dem Pilze vorwiegend Zellulose abbauen und das braune Lignin in Form von leichten, braunen, würfelartigen Stückchen (Würfelbruch) übrig bleibt
Cerebronsäure	besondere Fettsäure
Chitin	Hauptbestandteil der pilzlichen Zellwand
Chitosan	Chitin ohne Acetyl-Gruppen
Coprin	nicht proteinogene Aminosäure, welche für das Coprinus-Syndrom verantwortlich ist, indem der Alkoholabbau gehemmt wird

Cordycepin	Nucleosid-Analoga (Zucker + Base), das Kopieren der Erbinformation unterbindet
Cyclosporine	cyclische Peptide, die aus 11 Aminosäuren bestehen
DGfM	Deutsche Gesellschaft für Mykologie
Epiphragma	dünnes Häutchen, das die jungen Fruchtkörper der Teuerlinge einhüllt
Ergon	ein Sterol
Ergosterol	Vorstufe von Vitamin D2, in allen pilzlichen Zellmembranen enthalten
Exsikkate	getrocknete Pilzfruchtkörper zur Aufbewahrung in einer Pilz-Sammlung
Flammulin	eine Eiweißverbindung
Flavonoide	gelbe Farbstoffe, die zur Stoffklasse der Polyphenole gehören und häufig als sekundäre Pflanzenstoffe vorkommen
Flechten	Lebensgemeinschaft aus Algen, Bakterien und Pilzen, die systematisch den Pilzen zugeordnet wird
Fomentariol	rotbrauner Farbstoff
Fruchtkörper	sporentragender, meist oberirdischer Teil eines Pilzes, volkstümlich oft als Pilz bezeichnet
Fungisteron	ein Sterol
Fungizid	gezielt, jedoch unspezifisch gegen sämtliche Pilze gerichtetes Bekämpfungsmittel, das in Land- und Forstwirtschaft verwendet wird
Funiculus	eng aufgerollter Faden, der die Sporenpakete der Teuerlinge mit der Wand des becherförmigen Fruchtkörpers verbindet und sich beim Herausschleudern entfaltet
Gerbstoffe	z. B. Tannin, sind in erster Linie Polyphenole (aromatische, polyhydroxylierte, organische Verbirıdungen)
Glukane	organische Verbindungen aus Glukose in unterschiedlichen Bindungen, Bestandteil der pilzlichen Zellwand
Guttation	tropfenförmige Abgabe von Wasser
Hämolyse	Zerfall der roten Blutkörperchen, der durch toxische Stoffe hervorgerufen wird und zum Tod durch multiples Organversagen führen kann, da die roten Blutkörperchen keinen lebensnotwendigen Sauerstoff mehr transportieren können

Hämolysine	zur Gruppe der Lektine gehörende, hitzelabile Toxine, die die roten Blutkörperchen zerstören und damit den Sauerstofftransport einschränken
Heterotrophie	Ernährung von organischen Stoffen
Hexenring	mehr oder weniger ringförmige Anordnung von Pilzfruchtkörpern, hauptsächlich bei Zersetzern zu beobachten
Hymenium	fertiler Teil (Fruchtschicht) eines Fruchtkörpers, in dem die Sporen gebildet werden
Hyphen	lang gestreckte, fadenartige Zellen der Pilze
Ibotensäure	neurotoxischer Stoff, der (neben Muscimol) für das Pantherina-Syndrom verantwortlich ist und beim Trocknen oder Erhitzen rasch in Muscimol zerfällt
Isopren	C_5H_8, ungesättigter Kohlenwasserstoff und Ausgangstruktur vieler wichtiger Naturstoffe
Jasmonate	sind Phytohormone
Lektine	meist hitzelabile Eiweißverbindungen
Lentinan	Polysaccharidgemisch im Shiitake
Makromyceten	Großpilze: Pilze, deren Fruchtkörper ohne Hilfe eines Mikroskops (makroskopisch) sichtbar sind, etwa in der Größenordnung 1 mm bis viele cm
Melanin	schwarzes Pigment
Meristem	teilungsfähiges Gewebe an Wachstumsspitzen von Pflanzen, z. B. Wurzel- oder Sprossspitze
Metabolite	Stoffwechselprodukte
Minen	von Tieren, beispielsweise Insektenlarven, verursachte Fraßgänge in Pflanzenteilen, die oft auffällige, charakteristische Muster bilden
Muscimol	Pantherin, Giftstoff, der (neben Ibotensäure) für das Pantherina-Syndrom verantwortlich ist und durch Zerfall der Ibotensäure entsteht
Mycoholz	vom Myzel bestimmter Pilzarten durchwachsenes Holz mit dadurch neuen Eigenschaften
Mykorrhiza	Symbiose, Lebensgemeinschaft von Pilzen und Pflanzenwurzeln mit gegenseitigem Stoffaustausch zu gegenseitigem Nutzen

Mykotherapie	erfahrungswissenschaftliche Anwendung von Pilzprodukten zur Therapie von Krankheiten und deren Symptomen
Myzel	Pilzgeflecht aus lang gestreckten, fädigen Zellen (der eigentliche Pilz) im Boden, Holz etc.
Myzelialkern	bei Porlingen Ansatzstelle des Fruchtkörpers am Holz, die im Innern des Fruchtkörpers als separate Struktur erkennbar ist
Myzelstränge	stark verdichtete Hyphenpakete, die einen makroskopisch sichtbaren, wurzelartigen Strang ergeben
Oxymel	Gemisch aus Honig und Essig zum Extrahieren ohne Alkohol
Parasiten	oder Schmarotzer, ernähren sich von lebender, organischer Substanz
Peptide	Verbindungen, die sich aus Aminosäuren zusammensetzen, aber kürzer als Proteine sind
Peridiolen	münzartige Sporenpakete der Teuerlinge, die in einem kleinen Becher liegen und nach Aufreißen des Epiphragmas durch Regentropfen herausgeschleudert werden
Perithecien	flaschen- oder kugelförmige Fruchtkörper der Ascomyceten
Phenole	giftige organische Verbindungen
Pigment	Farbstoff mineralischen, tierischen oder pflanzlichen Ursprungs
Pilz-Apps	Anwendungen (Programm) für Smartphones (Mobiltelefone) zur Pilzbestimmung
Piptamin	oder Ormosanin
Polyphenole	chemische Verbindungen mit einem oder mehreren aromatischen Ringen und freien OH-Gruppen (Hydroxysubstituenten), z. B. Flavonoide
Polyporsäure oder Polyporin	ist ein Benzochinin
Polysaccharide	aus Wasserstoff, Kohlenstoff und Sauerstoff über Wasserstoffbrückenbindungen aufgebaute Mehrfachzucker (langkettige Kohlehydrate), die aus mehr als 10 Einfachzuckern zusammengesetzt sind, z. B. Cellulose oder Chitin

Primordien	Fruchtkörperinitialen; Fruchtkörperansätze; erste Entwicklungsstufe junger Fruchtkörper
Proteoglycane	an Proteine gebundene Zuckerverbindungen
resupinat	krustenförmiger Fruchtkörper, der eng an der Substratoberfläche anliegt
Rhizomorphen	durch Melanin schwarz gefärbte und strahlungsresistente, ausdauernde, stark verdichtete Hyphenpakete, die einen makroskopisch sichtbaren, wurzelartigen Strang ergeben, der der Ausbreitung dient, z. B. bei Hallimasch
Saprobionten	Zersetzer, ernähren sich von abgestorbener, organischer Substanz
Sklerotium	Dauerstadium, Speicherorgan aus oft melanisiertem (oft schwarz) verknäulten Hyphen, aus dem immer wieder Fruchtkörper erscheinen können
Sporopollonin	organische Verbindung, die sehr widerstandsfähige und beständige Außenhülle von Pollen und Sporen bildet
Sterole	aus Steran aufgebaute organische Verbindungen, Bestandteil von Membranen
Stroma	Sammelfruchtkörper bei Ascomyceten
Substrat	Unterlage, Untergrund, Lebensgrundlage für einen Organismus, aus dem zum Leben benötigte Stoffe gewonnen werden, z. B. Holz, Gestein, Stroh etc.
Symbiose	Zusammenleben von Organismen zu gegenseitigem Nutzen
Telephorsäure	Pulvinsäurederivat
Terpene	schwer wasserlösliche Kohlenwasserstoffe, die aus unterschiedlich verknüpften Isopren-Grundeinheiten aufgebaut sind
Toxine	Giftstoffe anorganischen oder organischen Ursprungs, die Organismen oder Umwelt beeinträchtigen, schädigen oder zum Tode führen können
Velum, Plural Veli	Hülle zum Schutz junger Fruchtkörper und -schichten sowie unreifer Sporen
Weißfäule	Zersetzungsprozess von Holz durch Pilze, bei dem Pilze vorwiegend Lignin abbauen und die helle Zellulose in Form von leichten, weißen, papierartigen Fasern übrig bleibt

Literatur und Quellenangaben

- S. Ahrndt (1999): Der Pom Pom Pilz. Urania Verlag Berlin
- H. Bankhofer, K-H. Dolinschek, P. Hörtnagel (2005): Heilen mit dem Reishi-Pilz. Kneipp-Verlag Leoben
- Bayerischer Landesverband für Gartenbau und Landespflege Hrsg. (2021): Gemüse fermentieren. Der praktische Gartenratgeber 10/2021, S. 302/303, Obst- und Gartenbauverlag München
- B. Berg, Jan I. Lelley (2013): Apotheke der Heilpilze. Naturaviva Verlags GmbH Weil der Stadt
- I. Bianchi (2009): Moderne Mykotherapie. Hinckel Druck Wertheim
- T. Cech, L. Jankovský (2022): Baumpilze. Verlag Eugen Ulmer Stuttgart
- W. Dittmer (1985): Waldpilze aus Haus und Garten. Otto Maier Verlag, Ravensburg
- S. Ehlers (2003): Chinesische Heilpilze. Verlagsgruppe Lübbe Bergisch Gladbach
- R. Flammer, T. Flammer & P. Reil (2013): Trüffeln. IHW Verlag Eching
- G. Fischer (2020): Heimische Heil- und Vitalpilze. Mankau Verlag GmbH Murnau a. Staffelsee
- H. Florian, Z. Cheikh-Ali, T. Liebisch, J. Maciá-Vicente, H. Bode, M. Piepenbring (2016): Distinguishing commercially grown Ganoderma lucidum from Ganoderma lingzhi from Europe and East Asia on the morphology, molecular phylogeny and triterpenic acid profiles. Phytochemistry 127: 29–37
- M. Flück (2020): Welcher Pilz ist das? Franckh-Kosmos-Verlag Stuttgart
- E. Gerhardt (1997): Der große BLV Pilzführer für unterwegs. BLV Verlagsgesellschaft München
- J. Guthmann (2024): Heilende Pilze. Quelle & Meyer Verlag Wiebelsheim
- J. Guthmann, C. Hahn (2021): Die Pilze Deutschlands. Quelle & Meyer Verlag Wiebelsheim
- B. Haberl (2021): Schwermetalle und Arsenverbindungen in Speisepilzen. Zeitschrift für Mykologie 87/2, S. 432–447, Deutsche Gesellschaft für Mykologie
- F. Hauschild (1961): Pharmakologie und Grundlagen der Toxikologie. Thieme Verlag Leipzig
- C. Hobbs (2022): Ganzheitliche Anwendung von Heilpilzen. Herba Press Aschaffenburg
- R. Hofrichter (2017): Das geheimnisvolle Leben der Pilze. Gütersloher Verlagshaus
- R. Hofrichter (2018): Pilze. Franckh-Kosmos Verlag Stuttgart
- S. Hutter (2021): Einfach Pilze anbauen. Ökobuch Verlag Rastede
- T. Isokauppila (2019): Heilpilze. Narayana Verlag GmbH, Kandern
- H. Jahn (1979): Pilze, die an Holz wachsen. Bussesche Verlagshandlung Herford
- G. Keizer (1992): Pilze Enzyklopädie. Karl Müller Verlag Erlangen

- N. Krämer, J. Engelbrecht (2021): Pilze selbst anbauen in Haus und Garten. Eugen Ulmer KG
- B. Kremer und H. Muhle (1991): Flechten, Moose, Farne. Steinbachs Naturführer, Mosaik Verlag München
- J. Kurth (2012): Pilze heilen. Meiling Druck
- J. Lelley (1997): Die Heilkraft der Pilze. ECON Verlag GmbH, Düsseldorf und München
- J. Lelley (2008): Die Heilkraft der Pilze. (4. Auflage)
- J. Lelley (2018): No fungi no future. Springer-Verlag GmbH, Berlin
- A. Lubsch und P. Winkler (2022): Gefährliches Halbwissen: Pflanzenvarietäten und Inhaltsstoffe. in Biologie in unserer Zeit: 4/2022, S. 318–320
- F. und R. Lüder (2020): Pilze zum Genießen. Kreativpinsel Verlag Neustadt
- R. Lüder (2016): Ich tu was als PilzCoach. Die Mitmachzeitschrift für Naturforscher Nr. 9, Domino Verlag
- C. Mayr (1984): Giftfibel. Athesia Verlag Bozen
- K. Montag Hrsg. (2018): Der Tintling 113, 3/2018
- K. Montag Hrsg. (2022): Der Tintling 140, 6/2022
- G. Nedoma (2017): Vergessene Heiltinkturen. Servus Verlag Wals
- A. Niego et al. (2023): The contribution of fungi to the global economy. Fungal Diversity, https://doi.org/10.1007/s13225-023-00520-9
- M. Piepenbring (2022):Lehrbuch der Mykologie. Springer Verlag Berlin
- J. Pütz, Jan I. Lelley (2001): Lebenselixier Pilze. Egmont vgs Verlagsgesellschaft mbH
- P. Rebensburg, A. Kappl (2020): Gesund mit Heilpilzen. Riva Verlag München
- D. Regul und V. Wähnert (2022): Praxisratgeber für Pilzsachverständige. Selbstverlag
- S. Reichör (2019): Heilsame Tees. Freya Verlag GmbH, Engerwitzdorf
- P. Roberts, S. Evans (2016): Pilze – Arten aus aller Welt. Print Company Verlagsgesellschaft Wien
- J. Sander (2023): Die Struktur von Termitenstaaten. In: Biologie in unserer Zeit 1/2023, S. 67–75
- H. Schmid, W. Helfer (1995): Pilze: Wissenswertes aus Ökologie, Geschichte und Mythos. IHW Verlag Eching
- M. Sheldrake (2020): Verwobenes Leben. Ullstein Verlag Berlin
- P. Skubla (2013): Geheimnisvolle Pilze.
- P. Stamets (2020): Fantastische Pilze. AT Verlag, Aarau und München
- H. Steineck (1990): Pilze im Garten. Eugen Ulmer GmbH & Co. Stuttgart
- E. Steinert (2002): Heilpilze: Shiitake. Selbstverlag, München
- P. Sziemer (2000): Eine kurze Naturgeschichte Madeiras. Verlag Francisco Ribeiro & Filhos, Funchal
- V. Wähnert (2020): Praxisratgeber für PilzCoach. Selbstverlag

- I. Werner (2009): Heilpilze. Verlag für ganzheitliche Medizin, Bad Kötzting
- T. Willard (1990): Reishi. Wilhelm Heyne Verlag, München
- D. Wolfe (2014): Chaga, König der Pilze. Goldmann Verlag, München
- M. u. H. Wurth (2015): Pilze selbst anbauen. Löwenzahn, Innsbruck
- GFV e.V. (2017): Vitalpilze. GFV Langweid-Foret
- Pilze. Deutsche Heilpraktiker Zeitschrift 7/22

Websiten

- *https://www.dgfm-ev.de/pilze-sammeln-und-vergiftungen/heilpilze* Stellungnahme des Fachausschusses *Pilzverwertung und Toxikologie* der Deutschen Gesellschaft für Mykologie e.V. (DGfM) zu den sogenannten Vitalpilzen oder Heilpilzen, abgerufen am 17.7.2023
- *https://myk.univie.ac.at/pilzschutzbestimmungen-in-oesterreich/*
- *https://www.vapko.ch/index.php/de/oekologie/geschutzte-pilze-in-der-schweiz*
- *https://goeg.at/Vergiftungsinformation*
- *https://de.wikipedia.org/wiki/Deutsches_Lebensmittelbuch*, abgerufen am 27.12.2022
- *https://de.wikipedia.org/wiki/Wirkstoff*, abgerufen am 4.1.2023
- *https://www.pilzbau.de/statistik.html*, abgerufen am 9.1.2023

DVD

- L. Schwartzberg (2022): Fantastische Pilze. DVD. polyband

Nützliche Adressen

Bezugsquellen für Pilzbrut:

› Pilzmanufaktur Gasper, *www.mykologika.de*

› Pilzmännchen, *www.pilzzuchtshop.eu*

› Pilzbrutversand Krämer, *www.shiitake.de*

Vereine und Gesellschaften:

› Deutsche Gesellschaft für Mykologie (DGfM)
www.dgfm-ev.de

› Österreichische Mykologische Gesellschaft (ÖMG)
Rennweg 14, AT 1030 Wien

› Verband amtlicher Pilzkontrolleure (VAPKO)
www.vapko.ch

› Gesellschaft für Vitalpilzkunde (GFV)
www.vitalpilze.de

› Gesellschaft für Vitalpilzkunde Schweiz (GFVS)
www.gfvs.ch

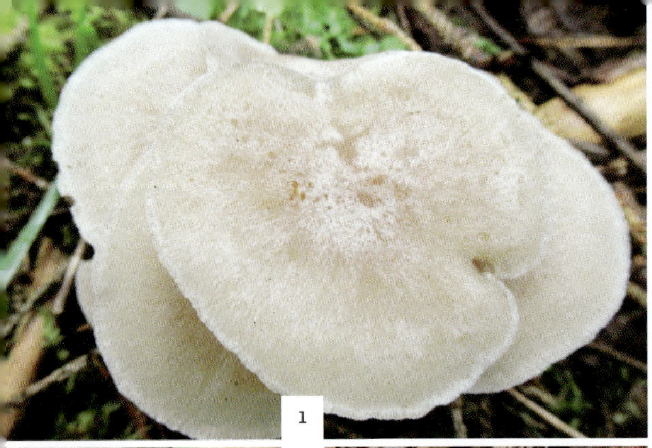
1

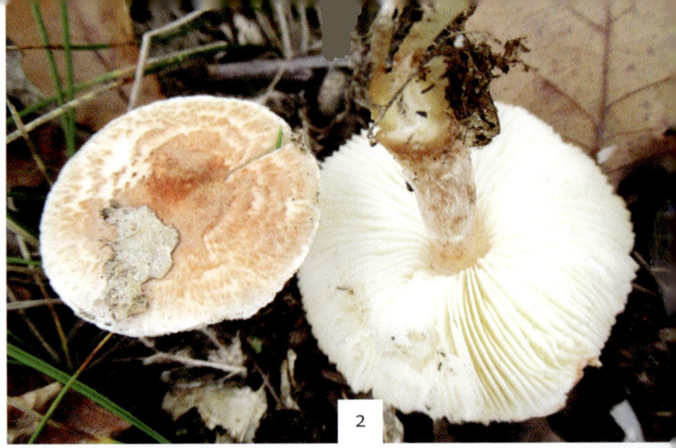
2

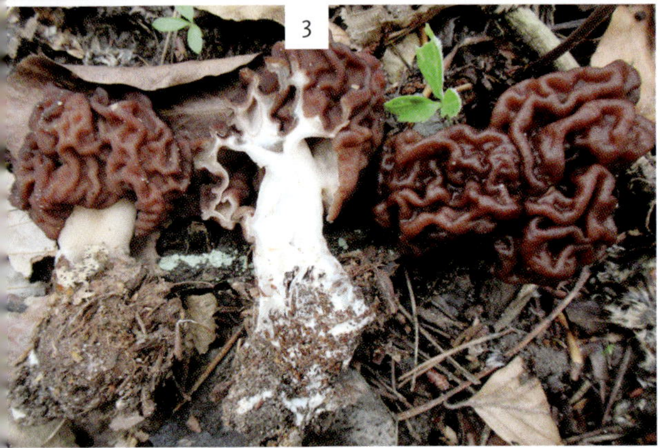
3

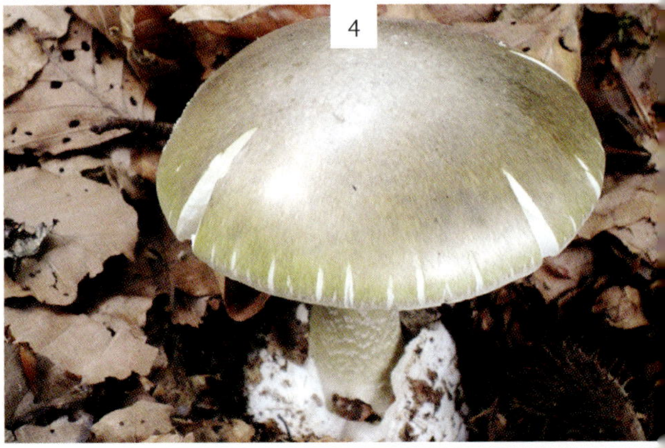
4

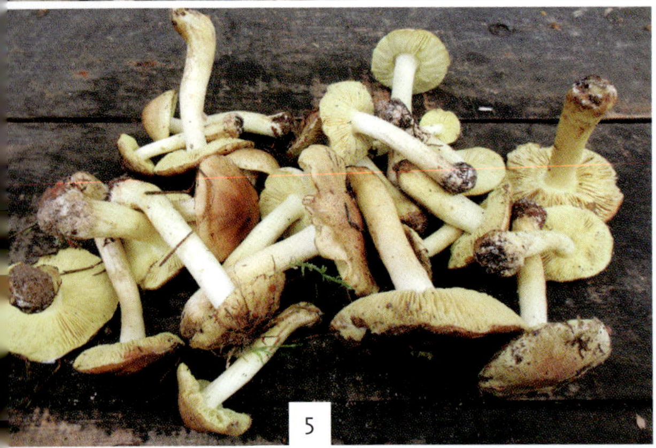
5

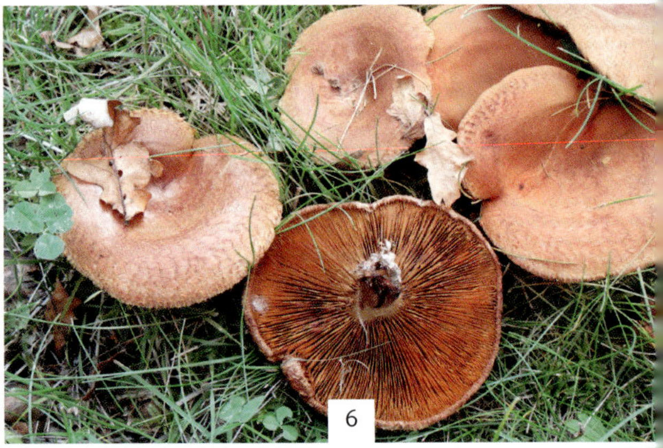
6

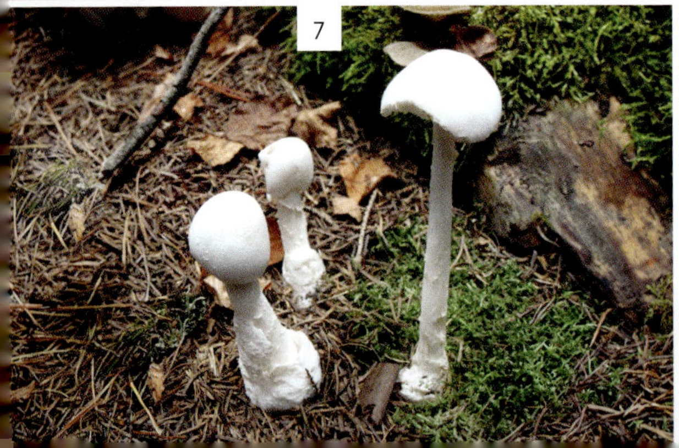
7

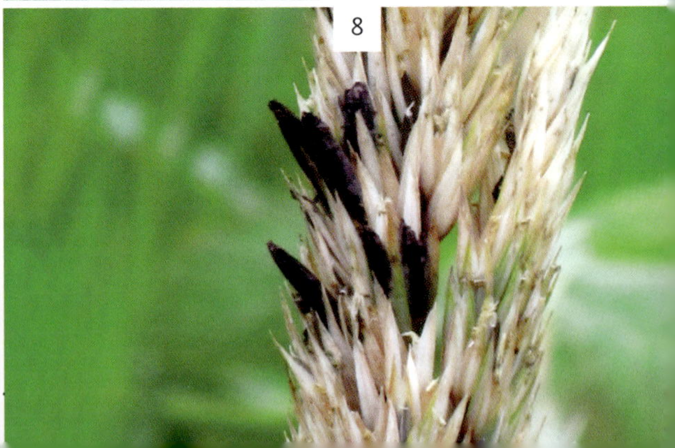
8